谨以此书献给对生命持乐观态度的人们
他们总是能看见人类发生变革的曙光

我的目标是歌颂形体永不停息地转化为其他形式之变化。

——奥维德 《变形记》（约公元 8 年）

一切事物随时间而改变，而我们也随之改变。

——洛泰尔一世，神圣罗马帝国皇帝（约 840 年）

命运打个响指，我就从女人变成了男人。

——克里斯蒂娜·德·皮桑 《命运的变异》（1403 年）

我们只不过是一堆不同感官的集合体……并且一直处于运动之中。

——大卫·休谟 《人性论》（1739 年）

它本身并无变化，还是年轻时的我眼中的那条河；变的只是我。

——亨利·戴维·梭罗 《瓦尔登湖》（1854 年）

变态过程掌管着自然现象……体现了人类知识和态度不断变化的特征。

——玛丽娜·沃纳 《当代艺术中奥维德的变形》（2009 年）

目　录

第1章 转 变

起初是如此简单的形式，却进化出了——并且持续进化着——最美丽、最奇妙的无限多种形态。

——查尔斯·达尔文 《物种起源》

　　我的诊所附近有个公园，里面有成排的樱花树和榆树，每年都会经历各种美丽的转变。如果上下班的路上有时间，我会坐在长椅上观赏片刻。冬天会有风暴，过去几年里，最高的几棵榆树被吹倒了。树倒下时，连根拔起，地上留下了深深的棺材大小的大口子。复活节期间，枝繁叶茂、翠绿欲滴，难怪有人说那就是天堂的颜色。春天，樱花盛开，花瓣洒满草坪，在花海中散步就好像置身仙境一般，美不胜收。夏天，空气厚重而又成熟诱人——炙热的烈焰燃烧着，孩子们在树荫下的毯子上嬉戏；杂耍演员摇摇晃晃地走在树干之间牵起的绳索上。我最喜欢的还是秋天，秋高气爽，脚下满是红褐和金黄。我欣赏这个公园的景色大约25年了——它离我受训的医学院也很近。

　　18岁，在医学院接受训练的第一年，我踏过满地落叶，去上一堂永生难忘的生物化学课——在这堂课上，我似乎看到了生命之错综复杂、互为关联，甚至生命之惊奇所在。课堂开端并无特别：一幅血红蛋白分子的示意图投影在墙上。老师解释说，使氧和血红细胞结合的化学物质，即卟啉环，不仅对血红蛋白至关重要，对树叶中锁住太阳能的叶绿素也至关重要。她说，多亏卟啉类化合物，我们现在已知的生命才可能存在。墙面上，分子结构像是一棵四叶草，卟啉就是叶子，相互紧扣在几乎如同哥特建筑一般复杂的结构里。每片叶子中间静静地躺着一个熔岩色的铁原子。

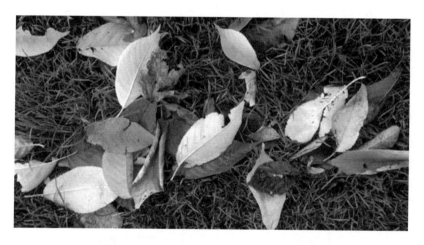

爱丁堡麦道斯公园里的秋叶（2017年），摄影：加文·弗朗西斯

老师解释说，氧与每片叶子中心相结合时，会如同秋天的枫叶一般红；氧释放后，颜色变暗为紫色。课讲到这里，依然是不折不扣的生物化学课内容。"但这并不是一个静态过程，"老师接着说，"这是一个动态的、鲜活的过程。"与氧结合后，铁原子的周边结构会发生转变，这一转变产生的压力像是拉动了一个小小的原子控制杆，使其

他三个铁原子周边结构也发生扭曲，促进它们吸收更多的氧。这是我第一次发现生物化学之优雅，我非常惊讶，但其实也非常明显：从叶绿素到血红蛋白，分子之间彼此合作，维系生命的正常运行。

看着那幅示意图，我试着想象自己体内数以十亿计的血红蛋白分子，我每次呼吸，肺部的血红蛋白分子因为吸氧而发生变化。然后，心脏跳动将血液之河流推向大脑、肌肉、肝脏，同样的变化会逆向发生。这一转变似乎就像树叶每年生长掉落一样，非常重要并且反复发生，但莫名地令人难以置信的是，这样的过程竟然在人体内每时每刻都在发生。

"组织需氧量越多，其酸性就变得越强，"老师接着说，"酸性会使血红蛋白发生畸形，释放氧，释放量正好等同于需求量。"这是我当天早上的第二大发现：血液经过精细标定，以满足身体不同部位各有差异的需氧量。她开始解释，胎儿的血红细胞性能略有增强，以便从母体胚盘吸收氧，但我已经沉溺在前两大发现当中，几乎听不见她说话了。

我感觉空气中充满了敬畏，一种愉快的心情慢慢展开：在身体里一片喧哗的化学状态之中存在这样一种平衡，看起来有一种奇怪的美感，但同时这也是一种必然。

转变是文学和艺术中最为古老、回响最深远的一个主题：2000 年前，拉丁诗人奥维德在《变形记》中将自然和人类描绘为一片翻腾的混乱状态，一切物质，无论是否有生命，都困在变化的循环里，"就像蜡一样易变，盖上新设计的印章，就和之前不一样，或形状发生变化……一切都处于不稳定状态，一切存在都是暂时的模样"。奥维德在诗的末尾，声明了生命之博爱，并且充满激情地请求世人以同情心对待一切存在。这份同情心也是践行医术的中心所在——可以说，医学是科学与善心之结合。这本书是对人类生活充满活力和转变的颂扬，这既是一种对于人体的思考，也是一个普遍的事实。

宇宙的伟大之处就在于我们身边不断发生的变化：宇宙在膨胀，银河系在旋转，地球沿着轨道转动，月亮每年都离我们越来越远。地球轴心倾斜，才有了四季变换；潮汐冲刷地球海岸已经超过一万亿次。板块构造的变动正在更新着地壳。"没有什么能长久保持不变"是一项真理，以不同的视角来看，这可能是好事，也可能是坏事。"你无法两次跨进同一条河。"赫拉克利特如是说。地球表面的河流在不断运动和变化，我们的身体也在一刻不停地更新。

只要活着，我们的身体就会处于形态变化的过程中。我们自身与外界的界限是疏松的——环境因素不断对之进行塑造和重构。河水曾经是海洋飞沫，下一年又可能成为你邻居血液的一部分。你大脑中的水分子一度是落在远古地表的雨滴，在早已不复存在的大洋里汹涌澎湃。从这个角度来看，身体本身就是一条溪流或一团火焰，没有哪两个时刻是完全相同的。生长、恢复、适应、年老，我们的身体在从出生到死亡的过程中不可避免地转变着，活着就会一直处于形态变化的过程中。通过睡眠、记忆和学习，我们的思维也是如此。从我们疲于应付的危机，到出生至死亡之间的过渡；从交织成为意识的神经流，到我们自身意志力和决心产生影响的变化，生命中处处体现着转变。

"病人"意味着"受到痛苦折磨的人"，那么行医也就是为了缓解人类的痛苦。我作为医生的大部分工作都是利用那些有助于我们的变化，减缓那些有碍于我们的变化。作为作家，我对变化很感兴趣，因为变化这一隐喻已经让诗人、艺术家和思想家着迷了上千年。而作为医生，我同样对变化很感兴趣，因为行医就是为了在病人的身心寻找哪怕最为微小的积极变化。

第 2 章　狼人：满月之焦躁

这是人类的首次变形，吕卡翁之转变（为狼）值得细细研究。

——吉纳维芙·莱弗利 《奥维德之〈变形记〉》

如果某晚，急诊室里满是暴力事件带来的鲜血，或者有许多精神病人入院，那么同事们往往会说："今晚肯定是满月。"在某个繁忙的夜班，我甚至还走出门外看了看，以期在天上找到理由，解释为何我在地上的工作如此繁忙。人们自古以来便相信，月亮不仅影响着潮汐和人类生育周期，还影响着我们的思维。奥赛罗对爱米利娅说："都是月亮的错。它比平日离地球更近，男人都失去了心智。"詹姆斯·乔伊斯在《尤利西斯》里说"月亮能够让人沉醉，让人窘迫，使人美艳，令人疯狂"。人们普遍相信，月亮对人的心理能够产生转变性的影响——印度、伊朗、欧洲和美国的诸多研究皆如此断言。北美一项研究发现，40%的人深信月亮能够影响我们的心理；更早的一项调研称，在心理健康领域专业人士里，这一比例为74%。但统计数据却一直无法证实这一观点，因创伤、狂躁或精神失常而入院的人数并不受到月相影响，自杀、道路事故或危机支持电话服务接到的电话频率与满月之间也并无联系。我的急诊科同事，还有那 74% 的美国心理健康领域专业人士，他们全都错了。

如此普遍的观点竟然是错的，加利福尼亚的三位精神病学家也因此展开了调查。在一项名为"重视月亮与精神错乱之关系"的研究里，他们提出，在 19 世纪出现真正的人工照明之前，满月很有可能确实影响到了心理健康状况不稳定的人，因为这种变化扰乱了其睡眠质量和时长。他们援引证据称，在黑暗中休息 14 天能够结束甚至预防狂躁型精神错乱的发作，而哪怕略微缩减睡眠时间，也能使心理健康恶化，致使癫痫发作——这一点已得到我患有双重人格和癫痫的病人确认。大脑中涉及健康睡眠的活动模式似乎和与良好心理健康相关的活动模式重叠，但我们尚不能完全了解二者是如何重叠的。

人工照明出现前，人们会利用满月前后的几天，因为月光足够明亮，可以在夜间活动。18 世纪英格兰实业家和知识分子组成了月光社，有此名号并非因为研究月亮，而是因为成员们发现满月时更容易在夜间会面。但月光也有阴暗的一面，令人产生可惧的想象。"疯狂之人在满月时更为焦躁，在黎明伊始亦然，" 19 世纪的法国精神病学家让 - 埃蒂安·埃斯基罗尔写道，"莫不是因为这份光明在其栖息之处产生了一种光之效果，令某些人感到惊恐，某些人感到愉悦，但让所有人都感到焦躁？"

乔安妮·弗雷德里克是被救护车送过来的，她的分诊单顶部写着"焦躁型精神错乱"。她的室友送来了病历：一开始是感冒了几天，感觉虚弱不适，去药房买了药。药没有起效，她感觉更虚弱了，腹部觉得疼痛，皮肤感觉像是烧起来一样。尿液发热、厚重，伴有尿痛。她之前有过尿道感染，但这次不一样，她浑身有种不自然的感觉，经由躯干扩散至四肢。她双腿发颤，双臂无力，一直低烧。她和全科医生预约了会诊时间，但没能去成。当她开始出现墙上趴着巨蜥的幻觉时，她的室友呼叫了救护车。救护车来医院的路上，她癫痫发作，我在加护病房里见到她时，她已经注射了镇静剂。

一个人发生焦躁型精神错乱可能有几百种原因：过量吸毒、毒品戒断、感染、中风、脑出血、脑损伤、精神疾病，甚至是缺乏某些维生素。但乔安妮所有血液检测结果都很正常——脑部 CT 扫描结果完美无缺。在她静静地躺在加护病房时，她的室友开始给我讲她的故事。乔安妮一生相对平静，有几个亲近的朋友，但大部分时间都是独自一个人。她此前曾因为精神崩溃入院，医院记录称，她短暂地因为惊慌和焦虑而失去行动能力，但休息几天后问题已经解决。她在市议会办公室的地下室里从事行政工作，她喜欢这份工作，因为可以远离太阳。"她很容易被晒伤，"她的室友说，"你应该看看她夏天的样子，都被晒得起疱了。"她的皮肤上有斑驳的棕褐色色斑，尤其是面部和手部，宛如咖啡颗粒洒在湿皮肤上。

我当时还是初级医生，我和医疗团队的其他同事都对乔安妮的诊断感到十分不解。上级医生巡房时，会认真地听乔安妮入院的故事，浏览她上次入院时的医院记录。他仔细检查她的皮肤，翻阅一张张结果正常的检测单，然后带着胜利的目光抬起头说："……我们需要检查她的卟啉情况。"

卟啉，这种对血红蛋白和叶绿素都至关重要的物质，在人体内是由一系列特定酶像一组脚手架一样合力生成。如果其中某个脚手架工作失灵，就会导致紫质症。部分成形的卟啉环堆积在血液和组织里，带来"危机"，这些危机可能由药物、饮食甚至几晚失眠而引发。一些卟啉对光极其敏感（正是这种特性使得叶绿素能够吸收太阳的能量），所以一些类型的紫质症会导致病人暴露于阳光后产生水疱和炎症，后续会留下疤痕。神经和大脑里堆积的卟啉会导致麻木、瘫痪、精神错乱和癫痫发作。卟啉堆积在皮肤里还有另一个后果，那就是前额和面颊的毛发生长。急性紫质症能导致便秘和腹部剧痛：痛得大叫的受害者常常被推进手术室，经过多次没必要的手术后，医生才得出正确的诊断。*

乔安妮的化验结果表明，她的卟啉水平非常高：她很可能患有一种罕见的多样性紫质症。她的治疗已经开始了：多休息，避免服用使病情恶化的药物（她在药房购买的非处方感冒药很可能就是她危机症状的诱因），以及静脉注射。在此基础之上，我们增加了葡萄糖注射。三天内她便康复，出院回家，带着一张应避免药物清单，并且终于明白自己为什么总是对光线过敏了。

1964年，伦敦一位名叫李·伊利斯的神经科医生在《英国皇家医学会学报》上发表了一篇不寻常的论文。在洋洋洒洒、极具说服力的四页篇幅里，他提出狼人之谜被紫质症加强，或者甚至起源于紫质症。多毛症等皮肤病可能导致面部和手部生长毛发，但并无精神方面

---

* 在植物体内，这些脚手架般的酶失灵时，哪怕暴露于一丝光线，树叶上也会长满黑斑。

的症状。人类狂犬病可能引发焦躁、愤怒的状态，并伴有撕咬和幻觉，但皮肤上并无改变。伊利斯指出，患有紫质症的人会避开阳光直射，喜欢在夜间行事。睡眠不佳或饮食变化会导致危机。在病情严重且未加治疗的情况下，患者可能因为黄疸病而面色发白、发黄，皮肤留有疤痕，毛发甚至开始在面部生长。患有某些类型的紫质症的人可能出现精神错乱，被社会孤立，不被社区信任。

过去几个世纪里，这些症状可能被大家指控为巫术。法国驱魔师亨利·博盖在其《巫师之邪恶言论》（1602 年）里吹嘘了他折磨和宰杀过的狼人和巫师数量——600 个，包括数十名儿童。"所有这些巫师的面部、胳膊和双腿都有严重抓伤，"他写道，"其中一个已经畸形到几乎认不出人形，所有人看到他都会吓得发抖。"一种对光线敏感、偶尔发作的疯狂症，在一群目不识丁、受到孤立、盲目迷信的人当中，永久地孕育出了对人类能变形为狼人的恐惧，这也并非难以置信。毕竟，74% 的心理健康领域专业人士认为满月能够令人发疯。

在古赫梯人（Hittite）的律法中，遭到社区驱逐之人会被告知："汝将成狼。"我们仍然将某些受到孤立的人称为"孤狼"。奥维德的《变形记》描述的第一个人类转化就是人转变为狼，这是神明对其凶残性和食人行为的惩罚。虽然欧洲已经不再面临狼群的威胁，但我们仍然用狼来比喻具有侵略性和贪婪的人，我们说"色狼"和"狼吞虎咽"；孩子们依然害怕《小红帽》和《三只小猪》故事里的狼。旧石器时代的祖先在洞穴里画下的狼是人类已知的最古老的艺术作品。

"狼人"（werewolf）这个词本意是指人在形体上转变为狼，而英语中现在保留了希腊词语"lycanthropy"（狼化妄想症）指代精神上幻想自己变成了狼——这是一种精神失常。精神病学家扩大了这个词的使用，将其用来指代幻想自己变成了任何动物的症状，但正确的用词应该是"therianthropy"（兽化妄想症），来源于希腊语的"therion"，意思是"野兽"。普林尼认为，人在形体上变成狼的这个想法十分荒唐，只有人的心理才能发生转变："说人可能变身为狼，然后又恢复至此前的形体，我们必须肯定地相信这是弥天大谎。"

英格兰国王詹姆士一世（苏格兰詹姆士四世）对超自然事物特别着迷，他在著作《恶魔学》（*Daemonologie*，1597）中写到了狼人："希腊人称其为 lykanthropoi，意思就是人狼。但若要说出我的观点……如果这种东西存在过，我认为也是出于自然而然的太过旺盛的忧郁情绪。"所以，詹姆士国王认为狼化妄想症是一种短暂性的疯癫，是一种精神疾病，而并非形体上的转变。希腊医师马塞勒斯赞同这个观点：他表示，人们报告说夜幕降临后经常有狼人造访雅典的墓园，但这些所谓狼人并非可以变换形态，只是心智不清而已。拜占庭医师，来自埃伊纳的保罗写道，这些患有狼化妄想症的人的治疗手段可以是大量放血、睡眠和镇静剂——这组疗法和现代治疗紫质症的方式并无太大区别。

古代文学作品里有许多这种妄想性的转化。维吉尔《牧歌集》里的一篇就讲述了三姐妹的疯癫故事，她们受到诅咒，认为自己已经变成了牛："她们用想象的哞叫声填满了田地……每一位都惧怕脖子上的犁，也经常去找光滑眉毛上长出来的牛角。"在《圣经·旧约》里，尼布甲尼撒国王突发抑郁症后，经历了兽化转变："他远离人群，像牛一样以草为食，身体被天堂之露水打湿，直至毛发生长似鹰之羽，指甲似鸟之爪。"

在欧洲中世纪末期，博盖所描述的那些恶行非常常见，成百上千疑似狼人之人受火刑而死。18 世纪和 19 世纪，关于"狼化妄想症"发表的报告开始减少，迷信思想也开始消散（欧洲狼群数量也变少了）。但这份妄想并没有完全消失，只是变化了形式。1954 年，卡尔·荣格描述了三姐妹，她们每晚都梦到母亲变成了动物。几年后，当这位母亲出现精神上的狼化妄想症时，他并不感到惊讶。他推断称，这几位女儿无意识地认识到了她们母亲长期压抑的"原始身份认同"。

在我们自己的时代和文化里，表达了对兽化的恐惧和隐喻的文学作品，最知名的就是卡夫卡的《变形记》。一天，格里高尔·萨姆沙醒来时，变成了一只"怪物般的虫子"，像是一只昆虫，有蠕动着的腿、尖尖的下巴和甲虫一样的壳*。萨姆沙的转变不可逆转：他是一名旅行推销员，辛苦地供养着家庭，而在虫子的新生活里，他的身体就困在房间里。在他的家人痛苦地思考该怎么办时，他渐渐习惯了新的形体，刮花了天花板，宁愿吃地板上腐烂的残羹剩饭，也不想吃家人给他留在餐盘里的食物。最后他完完全全变成了一只虫子，死在地板上，和垃圾一起被扫出去。

卡夫卡的《变形记》很难让人直接解读，但它让那些感觉受到孤

---

* 安吉拉·卡特创作的现代童话里面的各种转化与此惊人地相似。

立、迫害、无权无力的人有同感。萨姆沙的变形让他在空间上和社会上都受到孤立，正如许多患有严重心理或生理疾病的人一样。神话或民间故事里的兽化现象往往都带有某种条理性，甚至是正当性，至少在故事本身的逻辑里如此。但萨姆沙却没有这份慰藉："他想不出任何办法能让这份混乱变得平和、有序。"

　　我诊所附近的一棵榆树在我看来与众不同，不是因为它的大小或枝叶，而是因为我有一位病人曾从这棵树上离地6米高的地方摔下来。加里·霍布斯通常不会爬树：他患有精神分裂症，在吃下了含有MDMA（二亚甲基双氧苯丙胺）的混合药物后，他深信自己已经变成了一只猫。目击者详细描述说，在他摔下树的那天，他先是在街道间潜行，翻看垃圾桶里的东西，之后才爬上榆树，对路过的人发出嘶嘶声。大家报了警，他爬得更高了。一个遛狗的人走近了看，加瑞尖叫着后退，展现出了之前从未有过的对狗的恐惧。在警察争论着如何把他弄下来时，他脚下打滑摔了下来，摔折了手腕，伤了脑袋，躺在草地上呜咽。因为大脑受到太大震荡，在送往急诊室的路上，他倒没怎么折腾。

　　第二天早上，加瑞醒来时在骨科病房里，手臂打着石膏，不愿意讨论他与医院精神病医生打交道的经历。他出院后住回了援助住房里——一群小型公寓，有管理员在需要时提供援助。我几次去往他的住处查看病情进展，都在厨房里看到了打开了的猫食罐头，不知他是否在吃这些。我偶尔会问那晚发生的事，但他都转移了话题。我最近一次听闻的消息是，他收养了几只流浪猫做宠物，公寓门上也打了猫洞。

　　早期的欧洲和近东神话里都充满着兽化现象，一些学者将其作为远古动物崇拜的证据。浏览互联网就会发现，对猫和狗的敬奉至今仍是人类推进事务发展的强大动力。民俗故事里也满是兽化现象，无论是凯尔特人的海豹人的故事，还是萨满教里移魂至动物身上的做法。这些故事的共同点在于，如果丧失了对人类世界的控制，那就非常危险：海豹人如果化身海豹的时间太长，就会丧失其作为人类的生命；萨满巫师如果精神力量太弱或训练不足，那么可能会被困在动物皮囊里。

　　"在某种意义上，他们都是负重的动物，"梭罗写道，"背负着我们的部分思考。"去任何一家玩具店，或者看几集儿童电视节目，你就会发现西方文化里仍然有许多拟人化的动物。从彼得兔到精灵鼠小弟，从老虎服装到化装舞会，使用动物的样貌和习惯，能让孩子们解放出来，变得比实际更加凶猛、娇小、迅速或敏捷。对某些成年人而言，兽化妄想症也许提供了一个同样的出口，能从人类生活的限制和压力中解脱出来。

　　20世纪80年代末，马萨诸塞州的一群精神病专家发表了一篇论文，描述了他们在波士顿郊区一家诊所里跟踪了14年的12个病例。两人患有真正的狼化妄想症，变成了狼，两人变成了猫，两人变成了狗，还有两人"不定"（其行为是"爬行、长嚎、鸣叫、抓挠、踩脚、排便"和"爬行、低吼、吠叫"）。在剩下的四位病人里，一位转化成了老虎，一位是兔子，一位是鸟，还有一位——养了一辈子沙鼠的人——变成了他最喜欢的这种宠物。

在这些病人当中，精神分裂症并不占据主导地位——八位病人被归为双重人格，两位是精神分裂，一位诊断有抑郁症，还有一位被描述为拥有边缘型人格。"狼化妄想症的出现与预后并无明显相关，"论文作者写道，"兽化之妄想可能不比其他妄想症有更坏的后果。"在所有人当中，最顽固的是一位24岁的年轻人，他在酗酒一段时间后，和加瑞·霍布斯一样深信自己是困在人类身体里的一只猫。在论文发表时，他已经在自己的猫科人格里连续不断地生活了13年。

"病人称，自从家里的猫将这个秘密告诉他后，他就一直知道自己是只猫，家里的猫随后还教授了他'猫的语言'。"这群精神病专家写道。他保住了一份正常工作，与此同时，"他和猫同住，进行性行为，一起捕猎，并且经常前往猫的夜间集会地，而不愿意去往人类夜间集会地"。这群精神病专家对他的病情改善不抱什么希望——经过多轮抗抑郁药、抗癫痫药、抗精神病药物的试验和六年的心理治疗后，他仍然深信自己是只猫。"他最爱的——不过是单相思——就是当地动物园里的一只雌虎，"他们写道，"他希望某天能释放雌虎。"

第 3 章　受孕：存在于世的第一个和第二个理由

对这件事持负面看法的人，应当自觉惭愧。

——《高文爵士与绿衣骑士》

在医学院上学时，我在一间酒吧工作；在暑期，我的工作是准备人体解剖。酒吧的工作让我了解人生，而解剖工作——我最初以为——会让我了解死亡。我并不觉得解剖是一件令人毛骨悚然的事，反而会给人启发——它让我的胃变得更强大，也让我对解剖学有了透彻的理解。不过，对于死亡，它却什么都没有教给我。

只有当我具备行医资格后，我才开始进行医生最令人伤心的任务：告知病人绝症到了晚期或告知其亲人患者死亡的消息。经常在医院病房工作的我也开始惯常地见证死亡的时刻：庄严地站在急促呼吸的临死病人旁边，或者抢救失败后察觉到皮肤渐渐失去温度。似乎很奇怪的一点是，在生死转变的时刻，并不会发生物质变化：死亡的躯体和几秒前还活着的身体，都是由同样的元素组成，只是时刻交织形成生命的动态过程静止下来了而已。

人们曾经认为，人死亡时，灵魂会从张开的口中溜走。"你的存在仅由一线相牵，"法国作家蒙田写道，"仅仅连在你的唇尖。"这根线有时强健牢固，有时软弱松垮。在蒙田看来，死亡就是从生命的织布机上扯断了这根线，开始了解开织线的新过程。而反过来看，受孕只是系上了一根新线，在生命的锦缎上开始新的编织。

达·芬奇曾写过，他最早的记忆是一只红色的风筝，像是以腐肉为食的鹰一样，俯冲至他的摇篮，用尾巴打开了他的双唇。风筝是特技飞行大师——其尾部形状影响了古罗马船只的设计——达·芬奇在设计自己的飞行机器时，也仔细观察了风筝。对这份摇篮记忆的解读各有不同：有人在其中看到了达·芬奇创造力天赋的火花，有人看到了他对自身杰出能力的感知，也有人认为这与他的同性恋取向有关。

大约在 1503 年，他画了一幅画：圣母马利亚坐在母亲圣安妮的腿上，伸出手来，仿佛想把耶稣拉回家人身边，但耶稣避开了，骑在羊羔身上，羊羔在传统上象征着等待耶稣的是在十字架上受难牺牲。

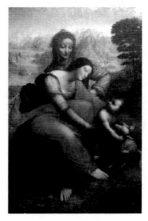

列奥纳多·达·芬奇（1508—1510 年），《圣母子与圣安妮》

在达·芬奇的时代，人们长久以来都一直相信马利亚是有感而孕，并且越来越多信徒认为马利亚的母亲也是一样。当时的教皇让这种想法得到了教会的认可。在那之前的几个世纪里，圣安妮一直是中世纪生育教派的中心人物——在早前的绘画里，她和三个丈夫生下三个女儿，每个女儿都叫马利亚。在那个女性一生往往怀孕 20 多次的时代，圣安妮的多次怀孕使她成了一位受到追捧的圣人。

不过对于并非圣人的寻常人而言，创造新生命也是超出人类理解的神圣奇迹。显然，性与之有关，但具体机制依然是个谜。但是，达·芬奇决心要理解生命的每一个阶段，一直到生命的起源。他有一幅非常著名的草图，时间是在圣安妮画像的十年前，他尝试画了一幅在受孕瞬间男女大腿部位的 X 光透视图。

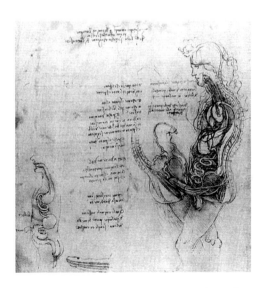

列奥纳多·达·芬奇（约 1492 年），《性交》

在他之前有过几个先例。虽然他对解剖非常热衷，但这幅草图里对性活动的生理描述，大部分是编造的。他对身体的设想是，体液通过热量和活动在彼此之间交换。他所画的子宫有根管道，与乳房直接相连（他认为乳汁是由经血转变而来），子宫还有管道直接连至脊髓，接受流入的女性体液。他对男性的性器官生理构造也一样颠覆了当时人们的认知——他画了一根管道，从心脏连接至浸润脊髓的体液，还有其他管道，将精液从大脑传输至脊柱的同时直接传输至阴茎。睾丸只是将管道固定的悬重物而已。他肯定还有着一种幽默感。他在这张受孕草图上写道：“我让众人看到，人们存在于世的第一个，可能也许是第二个理由之起源。”

达·芬奇绘制那幅圣安妮画像20年后，一位名为奥伊夏尔·罗斯林的德国医生受到了《创世记》第3章第16节的影响：“我必多多加增你怀胎的苦楚，你生儿育女必多受苦楚。你必恋慕你丈夫，你丈夫必管辖你。”他提出，“男女间唯一的自然愉悦”是对生产婴儿的痛苦的赔偿，并且对两性而言，都是对不可避免之死亡的一种慰藉。

到了18世纪，德国生理学家阿尔布雷希特·冯·哈勒已经知道人类卵子来自卵巢，但认为性活动会让输卵管变得僵硬，“围绕着卵巢并强烈压缩，将成熟的卵子挤出并吞没”。直到70年后，另一名德国人卡尔·安斯特·冯·贝尔才真正发现了哺乳动物的卵细胞（狗的卵细胞），而直到20世纪30年代，人类才在女性输卵管内看见人类卵细胞，开始了现代对受孕过程的理解。

我的大部分工作都与生育和不育有关：受孕、避孕，有时是流产。女性来寻求帮助，要么是为了终止妊娠，要么是鼓励妊娠；要么是为了促进排卵，要么是为了阻止排卵。我提供建议，开具药物，绘制两性生理结构不专业的草图。但哪怕在今天，生育的许多方面及其机制都仍然不为人所知。

创造新生命的过程往往不会令人注意：一些女性在排卵时会感觉到转瞬即逝的阵痛，但胚胎最快在 24 小时后就能孕育，而无论是受孕本身，还是着床在子宫里，都不会产生任何感觉。从一个人开始怀疑自己怀孕，可能需要好几周后，感觉才会强烈到需要外出购买验孕道具，确认自己怀孕。

会诊有时充满欢喜，有时充满沮丧：女性走进我的办公室，坐在桌边，说"我怀孕了"。凭借说话的语气就足以判断出这是喜事还是坏事。我会做出猜测，然后慢慢地回答说："……那你感觉如何？"——只是为了确认一下。有时我会听到"很开心！"有时是"糟透了！"有时对方会打开一个包，然后桌上满是她急匆匆购买的验孕棒，结果全都是同样的一道蓝线或两道红线。我们会仔细检查，对着光从各个角度来看，确保没有看错结果，然后从我自己的柜子里拿出一根，再做一次测试。随着尿液渗过试剂区，我们低下头看着，脸上要么是紧张和沮丧，要么是兴奋和期待。

现在的检测道具都非常灵敏，所以许多女性在受孕几天内就能知道结果，这时的胚胎只是一个胶状圆盘上细如丝线的一串细胞——这串细胞就是未来的脊椎。当房间里的气氛是兴奋和期待时，这种时刻就是一种享受，无论这个宝宝是渴望已久还是意外惊喜。在其他情况下，当房间气氛沮丧时，我的问题会更急切一些：上次经期是什么时候；平时月经是否规律；受孕时间可能是什么时候；之前是否怀过孕。我们现在已经习惯了控制自己的身体，但怀孕就是一种原始的提醒：身体的变化往往在我们控制之外；身体有自己的节奏、落脚点和固定的目的地。对某些人而言，最为恐惧的一点就是怀孕无可挽回的特性：怀孕这一异体过程，对女性而言，一旦开始了，无论是继续还是终止妊娠，一切都和之前不一样了。

在英国大部分地方，女性如果觉得怀孕会给自己的生理或心理健康带来风险，并且两位医生签署文件同意这个观点，那么她可以提出终止妊娠。转诊过程非常迅速和隐秘——我转诊过肚子里孩子的父亲并非自己丈夫的已婚妇女，以及如果被父母发现自己怀孕便会大难临头的少女。现在这种情况较过去已经有所减少：感谢性教育和避孕措施的普及，英国青少年怀孕率在20年里已经减半。

我曾亲眼观看过体外受精：精液经由移液管滴落在玻璃皿上的卵细胞上，几乎立刻就完成了受精。卵细胞留在橱窗里进行增殖，增殖的细胞在每次分裂后变得越来越小，直至最初的胚胎变成了一个大小与原来的卵细胞相当的空空的球。新生命发展在一开始并没有体积或重量上的积累——精子和卵子里已然存在的化学元素只不过是交织成了一种新的图案。看着人类受精过程既让人觉得惊奇不已，又觉得好像没什么大不了，就像看着蜜蜂给花授粉一样。

一个世纪前，马萨诸塞州一位医师邓肯·麦克杜格尔在父母过世前后都立即给他们称了一次重：质量的减少，也就是灵魂的重量，在他计算下来，是21克。他的方法存在错误：生命的死亡或孕育过程都不存在任何重量上的改变，在质量上没有增多或减少。仅仅是令我们生命存续的一切过程的终止或启动，开始了一个新的转变过程。

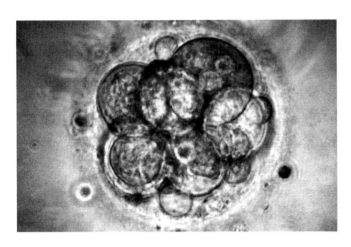

体外受精的人类胚胎，摄影：K.哈迪（惠康基金会）

我和汉娜·莫利尔见面时，她 24 岁。她的长发束在头上，在每次会诊时，头发像交通灯一样变换着颜色；她穿着齐脚踝的紫色或蓝色长裙。她和丈夫亨利是从威尔士山谷里搬来苏格兰的，说话口音很重，我常常需要她重复她说的话。一天在诊所里，她打开包，三根验孕棒掉在我桌上。"我怀孕了。"她说。

"你感觉如何？"我问。

"不在计划中——如果这是你想知道的答案的话，不过我要留住它。"我们谈了维生素、助产士、超声波扫描和晨间孕吐的事，然后我将她转诊到了产前检查诊所。

在她整个孕期，我都会定期见她。她感觉很糟糕：高血压、恶心、胃灼热，背痛到无法行走。"生了这一个，我就再也不要孩子了，"她用抑扬顿挫如唱歌一般的口气对我说，"一个就够了。"

生产 6 周后，她把宝宝带来给我看——较弱的小女孩，深色的眼睛如墨点一般，体毛细软半透明。在给她女儿完成筛查体检、查看她剖宫产伤疤的愈合情况后，我们讨论了一些可能的节育措施：她离开时，带着一张避孕药物的处方。"这些药物的失败率大约是 1%，"我对她说，"每天差不多在同一时间服药，这一点很重要。"

三个月后，她回到了诊所，前面推着婴儿车。当我去候诊室叫她进来时，我发现她坐在我的另一位正在尝试第三次体外受精的病人身边。

"我又怀孕了！"汉娜说，一边将婴儿车推进门内。她坐下来，一只手继续摇着婴儿车。

"你感觉如何？"我问。

"真是场噩梦，不是吗？我还没从上一次恢复过来。我是立马知道了：感觉恶心、乳房酸胀……"她停顿了一刻，意识到我发问的意图后，表情有了些变化，"但我们要留住它，亨利和我——我们已经决定了。"

汉娜第二次孕期比第一次还要让她耗尽心力——我们每两三周见一次，为恶心、胃灼热、背痛和不断恶化的坐骨神经痛开药。到了最后，她变得尿失禁，离开公寓都有困难，几乎难以入眠。她血液里的血小板数量降低，血压升高，妇科医生建议再次进行剖宫产。我去见她时，她软弱无力地在公寓里走着，对我说："我绝对不会再要孩子了。他们做手术时，就不能顺便把输卵管结扎了吗？"

"我问问。"我说，然后写了封信给妇产科。

两周后，我收到了回信："不建议给汉娜这样年轻的女性做绝育，后悔率很高。我们建议在她出院时进行节育器植入。"

　　一直到 19 世纪，医学才跟上了达·芬奇的研究，一系列妇科医生（大多是德国人）仔细思考了受孕过程的生理结构。他们仔细审视了性交期间的生理变化，对这些变化对受孕可能性造成的影响进行了猜测。他们探究了哪种性姿势拥有最佳成功概率，以及孕期性交是否危险。他们彼此之间用理论说明女性在高潮时子宫本身是否会改变形状或位置。这些医生中没有一位是女性。

　　1933 年，正当生理学家们开始理解人类生育和排卵时机时，美国放松了色情方面的法规，新泽西州一位名为罗伯特·迪金森的医师发布了其研究成果。迪金森认为，解剖科学需要从解剖室的死尸里跳脱出来，转而研究活着的人体。他是一名妇科医生，每天都面临为何一些夫妻难以受孕的难题，他意识到社会不愿自由讨论性问题，这不仅引起了巨大的痛苦，甚至也是不孕不育的原因。"也许，"他写道，"这份不情不愿是源于，这类研究肯定无法摆脱个人经验的扭曲、个体的偏见倾向，以及暗含的好色心理。"他在《性交生理》一章开头指出了性行为在永续的人类生命中的中心地位："人类没有哪种身体行为和性交一样，单一活动能造成如此深远的影响，或是在短时间的行为里造成各种各样的可能的结果。在这单一活动里，区区几秒钟就能决定是否形成新的生命。"

　　最令他上心的是"没有形成新生命"的问题——无论对象对受孕存在期待还是规避情绪。他的书里有一章介绍了避孕设备以及堕胎方法。一段内容描述了如何同时进行堕胎和绝育。一次剖腹手术进行两项内容，女性身上只会留下一道疤，而且对许多秘密前来找他的女性，他说这样能提供"更好的借口"。其中一幅示意图和达·芬奇一样试图粗略描绘出每个人最重要的一段旅程，即母亲的卵子与父亲的精子相会。

迪金森的研究最后一部分介绍的是不同性交姿势的生理构造，尤其是这些姿势如何影响精液在子宫颈的聚集以及受孕的可能性。他认为多样的性生活有助于受孕，但他关心的不仅仅是这个问题：

> 艺术可以避免单调。这不仅限于动作的多样性，也要怀有冒险精神，让气氛和环境也能提供无限种可能。比如，大海与天空无边无垠、春木与月光雅致翩翩，这些都为狂喜之心和壮丽之事提供了背景和环境。

在迪金森之后，一直到20世纪90年代，才出现了更为精准的受孕生理呈现，因为直到那时才有了精确的核磁共振检查仪。一位荷兰生理学家、放射学家、人类学家兼妇科学家征求了7对情侣的帮助，这些情侣同意在核磁共振检查仪里进行性交（这位人类学家和她的伴侣也自愿参加了）。论文一开始就指出，人类对性活动的生理原理知之甚少，甚至在迪金森之后60年，科学研究还因为害怕被人认为是荒淫之事而受阻。文章展示了女性在性唤起时子宫位置的变化，并且注意到迪金森对阴茎在性交期间的形状的观点存在错误。文章还惊人地展现了阴道在性交期间的血液供给变化。

在所有参与实验的情侣中，只有这位人类学家和她的伴侣维持了足够长时间的性交，让检查仪能够拍下准确的图像。"原因可能是他们是唯一真正意义上的参与者，"论文总结道，"从研究伊始就参与其中……而且他们就像业余的街头杂耍演员，受过训练，也习惯于在压力下进行表演。"

汉娜生下第二个孩子后，我再见到她时，她正推着一辆双人婴儿车。我问她两个婴儿怎么应付得过来——她大女儿刚满 14 个月，她空洞地笑了笑。"我们应付得来，"她说，"他很棒，我的亨利——我们一起忙得过来。"她的二女儿比大女儿还要闹腾，晚上汉娜和亨利总是被吵醒，两人被折腾得筋疲力尽。但他们还是勉强能笑出来。她热切地让我看她植入了节育设备的地方：左臂上方的皮肤下面，和一根火柴一般大小，光滑且有弹性。"我不知道为什么要做节育，"她邪邪地笑着说，"我们俩现在完全无心去想性方面的事。"

当她的二女儿大约四个月大时，我上班后在桌上看见了一张便笺，上面写着："联系汉娜·莫利尔，事情紧急。"

"你肯定不会相信这件事，弗朗西斯医生，"她在电话里说，"我又怀孕了。"

"……那你感觉……"

"我不能再经历一次，就是做不到，我的身体承受不住。"她在电话里沉默了几秒，"我讨厌堕胎这个想法，但我必须这样做。上次我几乎走不动路，睡不着觉，还有尿失禁。我需要堕胎。从医学角度来看，你不觉得我需要堕胎吗？"

她还处于孕初期，可能是前几天受孕的。我打电话给妇产科解释了她的情况：她的两个宝宝、她怀孕期间背痛得无法做任何事，以及节育措施的失败。堕胎诊所会将预约情况送到转诊的诊所，而不是家庭地址（仍然有太多女性需要秘密堕胎），所以第二天，我给汉娜打了电话，告诉她参加被称为"早期医疗"堕胎的地点和时间。她见了一位医生，医生向她介绍了各种选择，对她解释说，她会拿到阻隔怀孕激素的药物，然后在第二天，会在她的阴道里放入栓剂，用以刺激子宫内壁的脱落。

接下来的一周，我们进行了通话。"你永远都不会想到，"她对我说，"没用，我依然怀着孩子。他们说这样的概率是千分之一。"

她与医生再见面了，又吃了一次药，又把栓剂带回家使用，这一次依然没有起作用。

"算起来，我这样的概率是百万分之一。"她说。我不知道栓剂是否没有生效，或者汉娜到家后是否觉得无法使用栓剂。

我在接下来的一周见了汉娜，她回到诊所取出了手臂里的节育植入物。医生提议进行确定性的绝育手术，但她拒绝了。"我决定了，就这样吧。"她说着，一边来回摇晃着双人婴儿车，一边问道："为什么那些药片没有起效？"

"不知道，"我摇着头说，"可能你是对的，你就是那百万分之一。"

"好吧，既然这个孩子这么想留下来，也许我就该放任他留下来。"她说话的口音抑扬顿挫，就像缝纫机上起起伏伏的针头一样。

第 4 章　睡眠：梦之空间

在那之前我从未听闻有任何神明可以让人睡去，抑或醒来。

——乔叟《公爵夫人之书》

一些来我诊所的病人，总是怨声载道地诉说各种症状，上一秒还在抱怨身体的这个部位不舒服，下一秒就转变到另一部位。当我刚开始理解某种症状（例如膝盖疼痛或肚子绞痛）时，故事就变了，我不得不转而了解另一项症状，与详尽描述每项症状相比，更重要的似乎是病人需要我认可他们正饱受痛苦。为了将谈话重心转至病人的心理和情感层面，阻止病人重复列举更多的生理症状，问这样一个问题就够了："你的睡眠状况如何？"

有时候我会听到"非常糟糕"，或者"好得过头了——我基本不下床"。慢性疼痛可以造成睡眠焦虑和睡醒后依然感觉疲乏，但思维太过活跃和焦躁也会导致同样的后果。睡眠过度可能是由于甲状腺不足，但也可能是因为想逃离世事。对许多人而言，被问及是否感觉焦虑或意志消沉时，心里会感到不安，但被问及睡眠状况时却不会这样。

我见过的许多严重失眠症病人都无法关闭注意力的开关——每当他们快要睡着时，思维中某些具有控制力的理性部分会使他们惊醒。大脑扫描显示，在睡眠时，大脑负责分析的部分陷入沉寂，而更多负责本能和情感的部分会活跃起来。睡觉在某种程度上就是放弃了意识，放弃了身体。睡眠在本质上就是失去了控制，这一点某些人想想就觉得可怕。很多时候，人们急切地需要睡眠：有着如此效果的药物具有危险的成瘾性，但大多时候都很有效。缬草等镇静剂是最早为人知晓的药物之一，人类使用鸦片也已经 1000 年了。

据估计，世界上约 10% 的人都遭受慢性失眠的痛苦——这是病人经历的"症状"，而不是对某种病因的"诊断"，而且睡眠质量差的人口比例越来越高。没人能确切地说明我们为什么需要睡眠，但一切有机体都会交替进行休息期和活跃期。某些鲸类动物、海豹和鸟类甚至总是有半边大脑处于睡眠状态，这表明睡眠过程非常重要，不能长时间暂停，大脑健康会受到严重影响。一般认为，参与睡眠的神经过程会移除脑细胞产生的废弃物，恢复身体机能，修复受损组织。儿童比成人需要更多睡眠，是因为儿童的大脑总是在学习，而且儿童需要大量成长——在睡眠期间，身体才会分泌生长激素。我们在清醒状态时，神经组织内会积累一种叫作腺苷的化学物质。腺苷对细胞能量代谢非常重要，但过量腺苷会让我们感觉非常糟糕，而睡眠能让腺苷回到正常水平。*

---

* 我们需要睡眠才能存活：有一种基因疾病叫作"致死性家族性失眠症"，病人的失眠症逐渐升级并难以治疗，而且还伴随日益恶化的痴呆症，最终会导致死亡。好在这种疾病极其罕见。

不同阶段的睡眠似乎履行着不同的功能：REM（意思是"快速眼球运动"，睡眠期间虽然身体无法动弹，但眼球周边的肌肉继续保持运动。）睡眠阶段，大多数梦境在此阶段发生，对记忆巩固（或者也许是系统性地遗忘无用信息*）十分重要，而如果缺少慢波睡眠阶段，我们醒来时依然会觉得疲倦。睡觉时，我们大约每90分钟就经历一次 REM 阶段——大多数成年人每晚会有四次或五次。非快速眼球运动睡眠阶段传统上分为 I 至 IV 四个阶段，但这一分类方法因为太过简单而遭到了质疑。

睡眠的细节信息和机制，大多仍是谜题。新生儿的 REM 阶段大约占睡眠时间的一半，而成年人约为四分之一。在睡眠的最深阶段，追踪大脑脑电波显示神经活动深层的、有协调的律动，而随着我们年纪增长，这一阶段也逐渐减少——一些老年人完全不会进入最深阶段的慢波睡眠。REM 由一小撮神经元触发，这些神经元源自脑干深处，走向大脑的一个核心区域——丘脑。当这些神经元被激活时，也就进入了 REM 阶段。仅有哺乳动物和鸟类拥有 REM 阶段。如果在 REM 阶段叫醒某人，90% 的时间他们都会说自己正在做梦。

20 世纪 50 年代至 90 年代，大部分人都认为处于 REM 睡眠就等于处于梦境之中，但近期看来，这一观点是错的。如果在非 REM 睡眠阶段叫醒某人，他们仍有 10% 的可能称自己正在做梦，尽管这些梦比 REM 阶段的梦要更加抽象，没那么生动。如果阻止你进入深层睡

---

* 基因结构的发现者之一弗朗西斯·克里克（Francis Crick）认为这就是 REM 睡眠的目的所在。

眠，那么当在非 REM 阶段叫醒你时，你正在做梦的概率会超过 70%。对于梦的目的或意义，人们还无法达成一致。如果脑部受损，影响到了 REM 睡眠的产生，人依然会做梦，但如果损伤的是一片叫作"腹内侧象限"（ventromedial quadrant）的区域，那么人无法做梦，但仍有 REM 睡眠。

失眠问题可以相对直接地通过药物来解决，但如果反复出现痛苦的梦境，这个问题就棘手多了。不过，听一听梦境里的故事，探究有何与之相关联，能很好地发掘出那些未说出口的焦虑和牵挂。虽然我不是精神分析学家，但了解病人梦境的内容，往往能帮助我发掘他们生活中面临的难题和复杂问题。仅仅在去年，我就在会诊室里听到过下面这些反复出现的梦境：

一位老人，梦见自己在无数走廊组成的迷宫里穿行，不停开闭着各个房间镀银的大门。有时他会走进某个房间，拉开所有抽屉——他在寻找，但他不知道要找的是什么。他口袋里有一张清单，他很肯定那张清单尚不完整，督促着他继续行动。随着梦境继续，他变得越来越忙乱，直到他突然惊醒过来，眼里含着泪，心贴着胸膛跳得厉害。

一位成功的博物馆馆长，她经常抛头露面，担负着繁重的行政工作职责。她经常梦见自己是一位外科医生，站在一具开膛破肚的躯体前。护士们围在她身边，静静地期待她进行手术：肠子悬在外面，她却不知道要如何把它们放回去。

一位年轻人，小时候曾被父母施暴虐待，他反复被卡通人物的梦困扰。有时他们会绕着他的脑袋飞，嘲弄他，取笑他。有时他们羞辱他，或者彼此羞辱。他会从这些梦中恐惧地惊醒过来，害怕睡过去。

奥维德的《变形记》也有一种类似梦境的感觉，读者知道自己将被领入一个奇异的幻想空间。在第 11 卷的描述中，梦神摩耳甫斯居于大地之边境的一个山洞里，周围满是罂粟。遗忘之河起源于这个山洞，"流经之处，引人入睡"，地表升起暗沉的催眠雾气。摩耳甫斯（Morpheus）的父亲是睡神索莫诺斯，躺在山洞里的黑檀木床上打瞌睡。他身边围绕着无数个无形的梦，"多如丰收时节的玉米穗、树上的绿叶，或冲刷到海岸上的沙砾"。

摩耳甫斯是"变形者"的意思——他能化为各种人形。他的目的是将凡人的梦境表演出来，从而向凡人传达征兆。近东地区和地中海文化都理所当然地认为梦具有神性，这些文化也哺育了奥维德的思想：在古巴比伦时期的《吉尔伽美什史诗》中，吉尔伽美什和他的密友恩奇都都能通过梦境预知未来。在希伯来《圣经》中，梦境的力量体现在约瑟夫的故事里。他是一位来自迦南的年轻犹太人，非常熟练地解读天神赐予的梦境。埃及文明、美索不达米亚文明和希腊文明里都有许多故事证明理解梦境传达的信息有多么重要。

精神分析领域的奠基之作之一是弗洛伊德的《梦的解析》——书名取自 2000 年前一位名叫阿尔米多鲁斯的爱奥尼亚希腊人所著的作品（*Oneirocritica*，意即"梦的解析"）。弗洛伊德并不认为梦境来自神明，但他也不认为梦境是心灵在混乱、不受管理的情况下产生的废弃

物——他认为，梦境是睡眠的守卫。弗洛伊德称，如果不是因为梦境
具备转变性的力量，那我们躁动不安的心灵会不断将我们唤醒。如同
摩耳甫斯化为人形将梦境表演出来一样，我们的梦将我们的恐惧、羞
耻和黑暗的野心转变为梦里的故事。对奥维德而言，摩耳甫斯是一个
讲故事的人，他的故事照亮了更深层次的事实。

丘脑（thalamus）一词的意思是"内室"。丘脑在大脑皮层覆盖之
下，位于脑室之下。我在解剖时观察过丘脑：一对灰质核团，颜色质
地都像冲击黏土。其功能是将感觉信息传给大脑皮层，对我们所见、
所闻、所感进行过滤和传递。世界经由丘脑的网络和突触流向我们，
镇定药物让我们进入睡眠，一部分就是因为这些药物改变了丘脑的
功能。

每种感觉会被分配至丘脑的一个"核"，每个核内存在上千万个
连接，互相传导信息，并与大脑皮层传导信息。视觉传导至大脑后
部，感知区域就在颈椎上方几厘米。听觉向上辐射，传导至耳朵下方
区域进行处理。*触觉感知区是一缕皮质，像头戴式耳机一样跨过头顶。
嗅觉和味觉——我们最世俗、最原始的感觉——有所不同：它们直接
传导至大脑腹侧面下部，与处理饥饿、情欲、恐惧和记忆的情感中心
区域相混合。处理嗅觉和味觉的皮层也更为原始——结构上只有四层
而非六层，这是爬行类动物进化留下来的。嗅觉和味觉感知方式之原
始，使得它们能够唤起过去，并且与思乡或恶心等感觉紧密关联。

---

* 一个矛盾的地方是，右耳听到的声音会在左耳下方的皮层进行处理，反之亦然。

大脑世界是一个电力世界：神经细胞通过电流与彼此沟通，丘脑神经元也是通过操纵每个细胞的电压来控制感觉信息的阻隔或传导。每个丘脑神经元会对其服务的感觉的律动进行回应。丘脑神经元的活动可以想象为有百万个不同步的电子鼓，打击出百万种不同的律动，每一种都对应着一种不同的感觉。除了经典的五种感觉之外，无穷无尽的数据流时刻向大脑皮层告知着我们的平衡、动作、温度、饥渴、身体每处肌肉和肌腱的松紧和姿势、尿意和便意、肺部和气管的气压，更不用说在我们清醒时一直发生着的各种高级反射、感知和记忆。如果我们不精于在某个时刻只将注意力集中在两三种感觉上，那么所有这些喧嚣会闹得我们什么都听不见。但在睡眠期间，哪怕这百万千万种感觉的零星几个给我们带来压力，也会令我们分神。要想让大脑休息，只是引导注意力是不够的，我们需要将感觉的大门紧闭。

当我们开始入睡时，其中一个变化就是钾离子会从包裹每个丘脑细胞的细胞膜中渗出，渗入周围的细胞外液里。这一渗透的发生是因为细胞膜中一个小通道"K_{2P}"的形态发生了变化：通道结构内的一对孔洞打开，使带正电的钾离子流出。钾离子离开后，神经元的电荷降低，放电速度也因此减慢。人清醒时，百万种律动传递着身边世界的一切复杂信息。睡觉时，这些神经元减缓至一种深沉、和谐的节奏，将我们屏蔽在意识之外。当我们醒过来时，发生了相反的过程：K_{2P}通道缩小关闭，丘脑神经元电压上升，重新开始忠实地向脑半球传递外部世界的信息。

K_{2P}通道并非人类所独有——它们最早是在淡水蜗牛体内被发现

的。它们也并非大脑所独有——肾脏和胰腺里也能发现（不过其功能并不那么为人所清楚知晓）。我们知道这些通道与睡眠有关，是因为当科学家对淡水蜗牛使用麻醉气体或镇定药物时，它们的 K_{2P} 通道打开了，而淡水蜗牛变得无精打采。就连淡水蜗牛也会睡觉。也许它们还会做梦呢。

希腊《梦的解析》（Oneirocritica）一书的作者阿尔米多鲁斯并没有纠结于梦是来自神明还是来自自我——他只说，当我们反复做一个梦时，"我们的灵魂在热切地告诫和预示我们，值得去思考梦里同样的事情了"。我赞赏"热切"这个词的温和性，有时候我在进行会诊时，会安静地反思那些反复出现的梦境可能有何意义。我们对在大脑内发生梦境的区域知之甚少，而且可能还是一片非常危险的领地——这个王国里充满着原始情感，探索的后果自负。苯丙胺等药物提供能量和亢奋，它们影响的大脑区域和梦境一样。如果这些区域不受管控，可能就会发生精神失常般令人惊醒的梦魇。在诊所里，我会非常谨慎地询问患者梦境情况，因为我知道不仅梦境非常隐秘，而且梦境内容带有强大的力量。

我开始询问那些反复做同样噩梦的病人，他们的灵魂可能在"热切地告诫"他们要去思考什么。我问了1号做梦人，他晚上会梦到自己穿行在各个走廊里，开门，关门。我让他跟我多说一些他的个人经历。他的妻子和两个孩子在多年前去世，而且情况非常骇人（车祸、癌症、自杀）。如果他的梦想要告诉他什么的话，那也许就是要表达他对于和妻子、孩子之间未说出口的话感到的极度痛苦。令他感到恐惧的是，他明白无法用自己的命来换他们的命。探索这份可能的意义并没有降低他做梦的频率，却着实让他说出自己深藏心底的哀伤。我希望，这些讨论使我们的关系变得更亲近之后，也能让他更轻松地说出其他的恐惧和焦虑。我无法治愈他的哀伤，但通过讨论他的梦，我们创造出了一个空间，让这份哀伤可以让人听到。

2号做梦人梦见她自己是不知道如何进行手术的外科医生。当她开始谈论那份恐惧时，她在没有受到引导的情况下自然而然地吐露了她的童年、她的职业选择，还有父母对她的巨大野心——他们总是对她施压，期望她青出于蓝而胜于蓝。她承认说，她未曾想过自己能晋升到这么高的位置，常常担心身边的人认为她无法承担工作职责。当我们得以讨论那些能力不足的感觉——那种无力胜任岗位的感觉——时，她列举出了事实上她完全有资格胜任岗位的所有原因。

3号做梦人在梦里反复遭到卡通人物的嘲弄和折磨。他在儿童时期遭受的生理和情感背叛太过疼痛，无法用言语进行处理，他发现自己无法谈论这些问题。我们决定转而用药物来抑制这些梦。有种药叫氯硝西泮，能够减弱和减轻做梦情况，或者至少能抑制梦境的记忆。我开始定期为他开具氯硝西泮，一直服用到他能够和我或其他医生谈论过去遭到的悲剧虐待为止——我们承认，这一天可能永远也不会来。

第 5 章　健美：狂怒失控

要想变强壮，就必须使身体适应成为心灵的随从，用辛劳和汗水训练之。

——普罗迪科斯 《论大力神》

我最早学会辨认的星座之一是武仙座*：一群星星闪耀形成半屈着的、挥动中的四肢。找到北极星，然后沿着小熊座的小尾巴走，你就离武仙座不远了。小时候我有一本关于天文知识的立体书，书中星空点点，隐约模糊的赫拉克勒斯跪着，手里拿着棍棒，即将给巨龙拉冬带来致命一击。

我了解赫拉克勒斯的故事，是因为学校老师组织过一个希腊神话的项目。在神话里，拉冬是看守圣园里栽种的金苹果树的巨龙，而赫拉克勒斯用棍棒打死了它。我不记得老师指出了这个故事与伊甸园故事的类似之处，但我记得，她让我们画出赫拉克勒斯进行的 12 项任务。我草草画了奥革阿斯的牛棚里堆成山的牛粪，还有尼密阿巨狮倒

---

* 武仙座象征的是希腊神话中的大力神赫拉克勒斯。——译者注

在血泊里（不过，他的第13项任务——一夜间让50位处女怀孕，却从未被提及）。老师说，他非常强健有力，当阿特拉斯厌倦了双肩支撑苍天时，赫拉克勒斯是唯一一个有力气承担这项任务的凡人。

在最广为流传的故事版本里，赫拉克勒斯是宙斯之子，是宙斯风流成性的结果。宙斯的妻子赫拉企图阻止孩子出生，对赫拉克勒斯的母亲施下魔咒，魔咒不可或缺的一部分是赫拉也必须紧闭双腿，但赫拉遭到诱骗解开了双腿，魔法被打破，赫拉克勒斯也因此存活了下来。孩子一生下来便神勇有力：在摇篮里便勒死了赫拉派去杀他的毒蛇。先知忒瑞西阿斯预言，他将完成伟业。

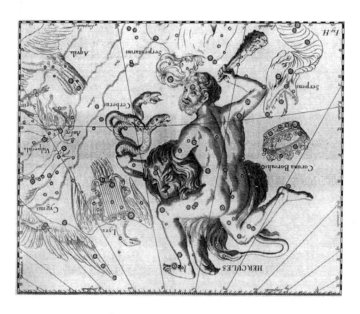

《武仙座》，出自约翰·赫维

　　哈里·阿尔克曼滥用了合成类固醇。提醒了我这一点的，不是他的肌肉，而是他的皮肤状况：无论我使用何种治疗手段，他的痤疮还是惨不忍睹。我使用了所有方法：乳液、收敛剂、抗生素、维生素A，但他的肩部、颈部和脸颊还是持续爆发脓疮，留下斑斑点点的疤痕，仿佛雨水落在了他沾满灰的皮肤上。我们认识时，我刚刚从医不久，天真地相信病人会说实话。某天和一位更有经验的同事喝咖啡时，讨论哈利的痤疮，于是同事建议说："再问问他还服用些什么。"

　　在我们下一次见面时，我问哈利，他是否确定自己没有服用过任何我不曾开具的东西。他坦白说，过去四年他一直在网上购买类固醇。"哪一种？"我问。

　　"一种？"他惊讶于我的无知而反问道，"没人只吃一种。"

　　"好吧，那你吃了哪些？"

　　"开始我是吃睾酮和一些美雄酮。这是为了在开始的12周里让块头大起来。还吃了阿那曲唑，免得乳房增大。"我知道阿那曲唑是治疗女性乳腺癌的激素药物。

　　"之后呢？"

　　"那取决于你的目标了。为了塑造更多肌肉线条，往往会换用其他类型的睾酮，加点氧雄龙什么的。但阿那曲唑要一直吃。"

　　"你说这只是初始阶段。那下一级别是吃些什么？"

　　"市面上有很多药物计划项目，"他说，"屈他雄酮、宝丹酮、癸酸诺龙、人类生长激素……"

　　我打断道："如果你不停止服用这些类固醇，你的痤疮状况就不会好转。它们会使你的皮肤变得油腻，从而引发痘痘和疤痕。"我和他说了服用类固醇的一些风险：类固醇影响心脏肌肉导致心脏衰竭、糖尿病、不孕不育、抑郁症、怒气难以抑制。他礼貌地听着，我能看见他搁在大腿上的手不断握紧、松开。

"你要是不想帮我治疗痤疮，可以直接说，"他最后说道，"但我知道自己在做什么。我感觉从未如此好过。"

现代意义上第一位健美运动员是19世纪德国马戏团大力士法德利·密勒，他的艺名叫尤金·山道。他称自己是受到了古罗马雕像赫拉克勒斯的启发。山道在发布的《健美》一文中，编造出了"健美"这个新词，也创建了一个行业——为了强调他这项新运动的自我提高精神，他给文章起的副标题是"体力养成"。他发明了一套清洁生活和重量训练体系，并拥有专利，这与19世纪末人们对殖民力量和自决的痴迷不谋而合。1901年，他组织了一场世界最佳形体比赛：比赛在英国伦敦的皇家阿尔伯特大厅进行，评委是作家兼医师阿瑟·柯南·道尔和雕塑家兼健美爱好者查尔斯·贝内特·劳斯。进行开场表演的是一群来自伦敦孤儿院的体操运动员。参赛者上台展示，穿着黑色紧身衣和动物毛皮，摆着和古代著名雕塑一样的造型。山道给赢家颁发的是一座他本人摆着赫拉克勒斯造型的金像。

山道一定有非常强大的意志力，他说，在受到赫拉克勒斯雕像启发、决定强健肌肉之前，他一直弱不禁风。他通过邮购的方式来售卖他的专利技术，从一开始，他的目标就是以美学为主：模仿古典雕塑，而非拥有超强力量。从马戏团大力士到皇家阿尔伯特大厅，他一举成名，采用古典形象使他的工作得到了大家的尊重和接受，也扩大了受众。随着电影院的出现，他的受众也出现了指数级增长。1910年后，在《卡比利亚》《马克安东尼和克里奥帕特拉》《暴君焚城记》等意大利电影中，主演都是赫拉克勒斯般的肌肉男，也极大地借鉴了古典形象。这些电影在欧洲和美国获得了巨大成功，这些演员也变得名声斐然——并非因为演技或俊美，而是因为肌肉发达。到了 20 世纪 60 年代，这类电影的范围达到了巅峰，史蒂夫·里夫斯的《大力神》和《大力士和吕底亚女王》奠定了健美人士作为演员的基调。其他人也纷纷效仿，如阿诺德·施瓦辛格（《大力神在纽约》）、米基·哈吉塔（《大力神之爱》）和拉尔夫·莫勒（《角斗士》）。

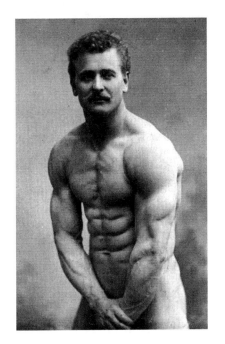

尤金·山道，一位大力士。照相制版图像，1900 年（惠康基金会）

阿诺德·施瓦辛格在他的回忆录里写道,在15岁时,他在奥地利第一次参观了健身房,从此迷上了令身体发生转变的想法。收他作为徒弟的人都体形庞大、性格残忍,但他深为仰慕——他特别努力地去模仿他们大力神般的外形。他对在健身房里的第一个夏天的描述沉浸在某种对性的迷恋之中,感觉到肌肉扩张,会让施瓦辛格觉得性亢奋,他也梦想着变得更加身躯庞大。他根据健美演员雷格·帕克(出演过《大力神征服亚特兰蒂斯》)的训练安排制订了自己的训练计划。帕克提倡雕塑健美,即一开始先练大肌肉块头,然后再雕琢每块肌肉的线条。*如同爱上自己所刻雕塑的皮格马利翁一样,施瓦辛格越对自己身体进行雕琢,就越发深爱自己的身体。

在类固醇方面,施瓦辛格有些含糊其词,他在《施瓦辛格健身全书》的最后几页讨论了一些提高健身表现的药物。他称,每一位伟大的健美人士都使用类固醇,但仅用作对通过努力而已近乎达到完美的身体的最终修饰。他说,要想保持优势,类固醇至关重要——不仅是生理优势,也是心理优势。这些药物不仅帮助肌肉增长更快更强,也会使人具有侵略性,从而形成一种极具竞争力的训练态度。

坐在桌边,我经常能听到哈里·阿尔克曼来到诊所的预警——和前台人员争辩时,他那如同劳力苦工队领班的嗓音会从过道那边传过来;或者他把狗拴在诊所台阶上时,狗会在外面叫。他有三只斯塔福德郡短毛犬——苍白、强壮、好斗。

---

* 1972年,施瓦辛格在赢得"宇宙先生"称号后,受邀来到帕克在约翰内斯堡的家中。帕克批评了施瓦辛格小腿肌肉的线条,并且指导他如何改善。

在那次关于他的痤疮的对话后，我好几个月都没再见到他。我再次听到犬吠声时，我来到了候诊室，看见他和他女朋友塔尼娅坐在一起。她安静地坐在角落里，脸色苍白，神情紧张，红色头发披散在灰色的运动上衣上。哈里张着双腿，占据了三个座椅的空间。T恤衫隆起，仿佛有蛇蜷在里面。

"你得帮他调节脾气。"塔尼娅试探性地说，他们在我的办公室里坐下来。她的声音像是小孩低语一般。"他的脾气要失控了。"哈里的皮肤状况看起来好了些，我问他是否还在服用类固醇。

他笑道："我可能尝试了新的药物方案。"

"他不听我的话。"塔尼娅说，眼睛紧紧地盯着我。

"老实说，他也不听我的话。"我说。

前几天晚上，他们吵了起来。哈里冲她挥拳，她躲开了，哈里打在了墙上，骨折了。他举起手来以示证据，手上打着急诊室的绷带。"看看她都让我做了些什么？你得给我点东西，让我镇静下来。"

"你自己的行为，你自己负责。"我尽可能冷静地说，"如果你停用类固醇，你的脾气不会这么暴躁。"我把手伸进抽屉，拿出一张题为"避免暴力，寻求他法"的传单，圈出了封面上的电话号码，递给了他们。传单上有一个闷闷不乐的年轻肌肉男："成为你想成为的人，尊重自己，倾听他人，和平共处。"

"你必须停用类固醇。"我重复道，"还有，塔尼娅，如果他威胁你或伤害你，马上报警。"

一周后，她单独来找了我，我告诉了她一个当地的女性庇护所，如果她在家感觉不安全，可以去那里。她已经有他们的电话号码。

　　希腊戏剧大师欧里庇得斯创作了另一版本的赫拉克勒斯神话故事。赫拉克勒斯完成12项任务后回到家，与妻子麦佳拉和三个儿子在一起。赫拉无法忍受看着赫拉克勒斯幸福生活，于是从奥林匹斯山上对他施加了狂怒的疯癫。欧里庇得斯描述了发生的变化："他性情大变，心神狂乱，眼球布满血丝，白沫从他长满胡须的脸颊流下，说话时带着疯人的大笑。"赫拉的魔咒让赫拉克勒斯认为麦佳拉和他的孩子都是敌人，怒火翻腾的他转而对付他们。他用一支箭杀死了一个儿子，第二个儿子苦苦哀求，但赫拉克勒斯已经陷入狂乱之中，用棍棒打死了他，并且践踏了他的尸骨。之后，他转而对付妻子和第三个儿子，用一支箭同时射穿了两个人。最后，在屠杀了家人之后，他转而对付养父安菲特律翁，但女神帕拉斯进行了干涉，扔了一颗石头打在他的胸上。此时，他的"疯狂嗜血"渐渐退去，倒在地上，被施了魔法，陷入睡眠。

　　许多文化里都有肌肉大力士狂怒失控的故事。在中世纪斯堪的纳维亚文化里，这样的人在战场上十分受重视：他们被称为"狂暴斗士"或"熊皮人"，即因为嗜血而转变得像熊一样。德国人也有一个词来描绘这种变化后的状态——mordlust，即对死亡的欲求。盎格鲁－撒克逊人有贝奥武甫，爱尔兰人有库丘林，印度神话有奎师那，古巴比伦有吉尔伽美什。它们与阿喀琉斯的战斗专注有着互相呼应之处。希伯来《圣经》里有参孙的故事。和希腊神话里的赫拉克勒斯一样，参孙力大无比，能徒手杀死雄狮，能够拉倒建筑，只身击杀一支军队（赫拉克勒斯用的是弓箭，而参孙用的是驴腮骨）。希腊神话连续迅速地给了赫拉克勒斯三位俗世的"妻子"，希伯来故事中参孙的经历也有类似的情节。

合成类固醇能使本身脾气暴躁的人情况更为糟糕——医学文献中已有数起在其影响下进行谋杀的案例。不使用类固醇进行重量训练可以提升睾酮水平，提高身体状况，但同时也能增强潜在的侵略性。在男性监狱进行的一项研究显示，那些最具侵略性的人，睾酮水平更高。天生具有两条Y染色体的人，相比通常只具有一条Y染色体的人而言，不仅睾酮水平更高，而且有证据显示，他们在监狱人口里的比例也较高，这可能是因为他们更倾向于因脾气暴躁而使用暴力。实例证据表明，青春期男孩在睾酮暴增期间，打架次数更多，在家里争辩也更为频繁。如同赫拉克勒斯的疯癫，睾酮处于不自然的水平能够点燃怒火，席卷个人，对身边所有人产生威胁。

男性使用合成类固醇一段时间后，通常会变得不育，因为人造睾酮抑制了身体自行生成睾酮。睾丸会缩小，精子数量减少。似乎是意识到了过量睾酮带来的矛盾效果，神话故事里许多最伟大的大力士都经历过一个女性化的时期。雷神托尔经历过一个女性装扮的时期，奎师那也是如此。在某个版本的有关赫拉克勒斯的希腊神话中，赫拉克勒斯在三段婚姻的其中一段里，留在家里做饭打扫，而妻子外出打猎战斗。在某个版本的关于特洛伊战争的故事里，阿喀琉斯的母亲为了让儿子留在家里，把他打扮成了女孩的样子（当希腊军队穿行村里时，他忍不住抚弄他们的武器，因此暴露了）。

我再次见到哈里时，没有什么预警——没有犬吠声，他也没有对前台大吼大叫。我出来叫他时，他静静地坐在候诊室，穿着宽松的帽衫。他在我办公室的椅子上坐下时，把一张纸放在了桌上。

"这是什么？"我问。

"我的新药物方案，我来听听你的意见。"

那张纸上列出了一系列药物，没有一种是合成类固醇。

"你已经停止服用睾酮了？"我问他。

"对，我渐渐减了量。我和塔尼娅想要孩子。我来看看你能不能帮忙。"

"我不能给你开这些东西的任何一种——这些大多是针对女性的体外受精药物，未批准用于男性。"

"我不需要你给我开药——我自己会弄来，自己注射。我只想知道你对这套方案的看法，还有你是否能让我后续进行精子数量测试，看看是否有效。"

哈里把一切都弄清楚了，他经过一番研究之后了解到，需要每日注射激素，持续一周，以刺激睾丸。然后他要开始服用一种药物，这种药物会导致女性排卵过剩，但在男性体内却可以启动精子的生产。方案中仍然有阿那曲唑——这次是为了防止哈里自然生成的睾酮被身体转化为雌激素。*一开始生产的精子会非常缺乏活力，所以在一个月后，他需要服用非常低剂量的另一种药物，以促进新生产的精子的敏捷性和活动性。

我给内分泌科从事激素研究的同事打了电话，问他关于这份药物

---

* 男性移除一颗睾丸后，残余的那颗睾丸往往会突然生成大量睾酮。睾丸体积会变大，乳头下的胸部组织也会膨大，因为新生成的这些睾酮会被转化为雌激素。

方案的事。"这样会有用吗？"我问道。

"遗憾的是，这样很可能会有用，"他说，"大多数健美人士时不时会这样做，只是为了确保测试结果仍然正常。一旦他们知道精子数量正常，安下心来后，又会开始使用类固醇。"

健美训练可以被描述为某种成瘾症，既是痴迷于当血液从膨胀的肌肉涌至大脑时产生的心理快感，俗称"泵感"，也是痴迷于人们认为更为优等的形体。几十年前，人们认为这是一种现代神经症——因当代阳刚气概危机而产生的一种"身体变形性精神障碍"。这对某些健美人士而言，可能部分属实，但尤金·山道和阿诺德·施瓦辛格却是象征着自人类开始欣赏力量以来一直存在的一个梦想。

在大多数希腊神话里，赫拉克勒斯都是生来便有大的气力，但在柏拉图的弟子色诺芬*记录的故事里，赫拉克勒斯在青春期时，有那么一刻需要选择人生是要有力量，还是要过得轻松。一天，赫拉克勒斯走在一条小路上，遇到了两位女性，让他进行抉择。他可以选择轻松的人生，也可以选择困难的人生。困难的人生路需要他做出很大的努力，但最终会荣耀加身。他可以变得很强大，但这份力量不是天神免费馈赠而来，也不是吃下某种药就能获得——只有通过磨炼意志，才能获得这份力量。他选择了困难之路："天下一切美好事物，天神不会白白赐予，唯有辛劳和努力。"

---

* 色诺芬应为苏格拉底的弟子。——译者注

第6章 头皮：角、恐惧与荣耀

我的头发已灰白，但并非年迈使然

也并非如某些人那样

心中突生恐惧，

一夜白头。

——拜伦 《西庸的囚徒》

　　某次我在纽约坐地铁时，尝试着对进入我所在车厢的所有乘客的发型做一次调研。有亮金色大背头，有下垂跳动的卷发，有脏辫，有平头，有刘海，有烫发。样式也很多变，有普通辫子、麻花辫、马尾辫、双尾辫、披肩发、发髻等等。我看到了非洲爆炸头、朋克发型、圆顶剃头。有人梳飞机头，有人做了花边头饰，有人把头发染成一缕缕白色和彩虹色。也有人长有一块块头皮癣，还有人因为脱发而形成斑秃。

　　甚至是秃头也极其多样：有的如同小行星一样凹凸不平，有的看起来历经风霜、长满斑点——像是酸雨下的砂岩雕塑，有的有各色瘀青，还有的像打磨后的红木一样光亮。有的人头上满是皱纹，有的看起来文质彬彬，头上像冰川漂砾一样布满抓痕。有些人的头皮长有牛皮癣，有些人则是被太阳晒伤导致皮炎。不过，我没看见任何人长了角。

头皮有着人体最好的血液供给，宽宽的动脉干从两侧脸部深入头皮，受伤时，血液可喷出几厘米高。头皮皮肤坚硬，满足受伤缝线的条件——在急诊室里，我往往会先用几根丝线做紧密缝合，止血，然后用缝合钉或胶水收尾。越战期间，人们发明了"超级胶水"，以便迅速麻利地修复头皮等部位的出血伤口。只有舌头和脸颊可以迅速痊愈，因为这两处的血液供给更为丰富。头皮是身上最厚的皮肤之一，厚度约1毫米（皮肤厚度从眼皮和耳后的0.05毫米至手掌和脚底的1.5毫米不等）。女性头皮比男性要厚，而年纪大的秃顶男性头皮最薄。皮肤在人体覆盖面积很大，又如此多样，因此是人体最大、最沉重的器官，但奇怪且不合理的是，医学训练大多忽视了皮肤。

每个专业方向的学生在训练期间都会被召集观摩"有趣的病例"，以增长阅历，但皮肤病学的医学生尤其会有一种窥探人隐私的感觉。我们每天都会被召集到衣着暴露的病人前，仔细观察他们的皮肤。我记得被推推搡搡地去看某个病人转移到了脚后跟上的疣，去给坏死的大疱性类天疱疮上药（一种自体免疫疾病，名字来源于希腊语的"脓疱"一词），去看从一个患有疥螨病的满脸惊恐的学生的皮肤通道里用针挑出螨虫。

一天早上，我和其他五名学生一起被安排来到会诊室，一名中年妇女坐在检查床边，穿着彩虹色的开衫和吉卜赛裙。她的脸笼罩在金色卷发之中，她把头发向前梳，盖住了额头。"我想让你们都看看这个。"医生说，并且让她掀起刘海。我们至少有两个人倒吸了一口气：在她额头中央，挨着发际线的位置，长着一个角。它大概五厘米长，褐色，弯曲的角度像是万圣节南瓜的柄。

"我们正在安排进行移除，"医生说，"皮肤上的角是由角蛋白构成的，如同头发、指甲和……犀牛角。"许多皮肤状况都能生成角。晒伤的皮肤可能会开始过量生产皮肤角质层，使角质层变长；某些皮肤癌；疣；甚至是汗腺失调。大约五分之一的角其实是癌变。虽然原因不同，但这些角都是由同一种物质构成——角蛋白。"移除非常简单，"医生继续说，"不过这里需要进行皮肤移植，来遮盖缺失的部分。"

我们呈半月形围着她，努力让自己看起来不要惊慌，不过病人本身似乎不大在意。"今天别弄下来，"她淘气地笑着说，"下周有个化装舞会——我打算扮成独角兽。"

罗马有一座米开朗琪罗刻的摩西雕像，摩西头上长着双角，眉心聚拢，目光炯炯。雕像是米开朗琪罗受托为文艺复兴时期教皇尤里乌斯二世的墓穴而作，但现在这座雕像安放在罗马圣彼得镣铐教堂里。这对角是为了纪念在《圣经》中，当摩西收下《十诫》，走下西奈山面对众人时，他的脸发生的显著变化。圣杰罗姆在将希伯来文译为拉丁文时，将其脸上的转变描写为"头生双角"，所以此后，西方一直用这种形象代表摩西。米开朗琪罗的摩西雕像是极其迷人的大师之作——弗洛伊德还专门为它写了一篇冗长而令人窒息的文章（"我那么多次爬上陡峭的台阶……试图支持英雄目光中的愤怒蔑视！"）。

古典作品和《圣经》传统里的转变都倾向于暗示某种神性正义的

元素，在阿普列乌斯的《变形记》里，驴脾气的人变成了一头驴，在奥维德的《变形记》里，嗜血的杀人者变成了一匹狼。《圣经》里也有好几处长角的转变：在《申命记》33章，一位先知头上有角，以示力量和庄严；《启示录》里满是头上长角的地狱信使。让摩西头上长角，有何意义或正义呢？

三个半世纪前，医师兼博学家托马斯·布朗对这里的不一致问题百思不得其解，于是回去查看《圣经》原本的希伯来文和希腊文。他发现，希伯来文中"kaeran"一词意味着"荣光"或"闪耀"，而极其相似的一个词"karan"意味着"长角"，于是他认定西方长达一千年以来对摩西肖像的刻画，全都来自一处误译。不过布朗也承认，角"象征着权威、权力与尊严"，所以在摩西脸上可能发生的所有变化里，长角也许并无不恰当*。在奥维德笔下，未来的罗马之王只有在头颅上开始长角时，才接受自己的命运。"长角"与"闪耀"之间的困惑也由来已久——布朗引述了古罗马哲学家马克罗比乌斯的话："利比亚人认为神明哈莫就是落日，把他画为头上长有公羊角，因为角是公羊的力量之源，而日光是太阳的力量之源。"

弗洛伊德的精神分析法理所当然地认为，皮肤刺激或长出东西，能够反映出内心世界的某些方面——就好像皮肤是内心情感世界的晴雨表。20世纪早期，一些较为寻常的皮肤病，例如湿疹甚或荨麻疹，也被认为是人体对心理或情感冲突做出的反应。我自己有许多病人注

---

*　匈奴王阿提拉和亚历山大大帝通常被描画为头戴有角的头盔。在《古兰经》里，亚历山大就被称为"双角人"（Dhul–Qarnayn）。

意到，在焦虑或睡眠不足时，他们的牛皮癣和湿疹状况会恶化——现代免疫生物学的理论难以解释这一点。现代医学十分擅长在皮肤病发作时进行抑制，但难堪的是，我们对造成这些皮肤病的起因却知之甚少。

如果皮肤可以是精神世界的晴雨表，那么头发也可以——众所周知，在受到情感冲击时，头发会变白或脱落。医学期刊将这一现象称为玛丽·安托瓦内特综合征，因为大家普遍认为，这位法国王后在要被送上断头台前，一夜白了头。一个多世纪前，莱奥纳德·兰多斯写道：

> 病理学和生理学最古老的问题之一，就是头发突然变白。它逃过了科学研究，至今裹挟在神秘的黑暗中。我称之为神秘的黑暗，是因为那些报告大多来自较早时期，听上去更像神话故事，而非科学观察。

但它并非神话故事，现代皮肤科专家已经确认。头发离开头皮毛囊就会死——除非进行漂白，否则不会变色。但头发突然变白的现象并不是因为色素变化，而是因为在受到惊吓时，有颜色的头发会优先掉落，只剩下白发。无人理解为何免疫系统会如此攻击有颜色的头发，并且目前没有已知的治疗手段。

第一个史例是在《塔木德》里，丧亲之痛被描绘为头发变白。沙贾汗在妻子穆塔兹·马哈尔去世后，悲痛难已，一夜白头（建造其陵墓泰姬陵也未平复其悲痛之情）。悲痛不一定是因为失去爱的人，失去书稿也有这种效果。文艺复兴时期的学者盖利诺·达·维罗纳在听说失去了载有无数珍贵手稿的船只后，头发变白。在许多故事里，入狱等待处决时，人的头发也会变白。卢多维科·斯福尔扎被法国国王路德维希俘虏之后；托马斯·莫尔爵士在伦敦塔里；法国革命前的一名军官达尔本（他的头发只白了右边）。《阿拉斯编年史》记录了一位死刑犯在查理五世宫廷里头发变白的故事；苏格兰的玛丽王后和玛丽·安托瓦内特一样，在等待行刑时，头发可能也变白了（抑或是因为她的白发本身就比平时自己所说的要多）。斯蒂芬·茨威格是这样描写玛丽受刑的：

> 当布尔（刽子手）抓住头发、拎起头颅给聚集的群众看时，只握住了假发，头颅掉落在地上，像一颗球一样滚过断头台，而刽子手再次弯腰去捡。此时，围观者才看清，那是一颗老女人的头颅，头发花白，剪得很短。

角不仅象征着高贵，也象征着欲望、欢乐和顽皮。角也是男性聚会、不忠和愣头青（greenhorn）的象征。希腊神话中的牧神和性神潘恩头上长着两个角，酒神和生育之神巴克斯也是如此。"有许多独角兽，"托马斯·布朗写道，"因此有许多角……无论我们见过怎样的角，都并非只属于一种动物，而是多种动物。"当我还是医学生时，老师告诫不要草率地进行不清楚的、戏剧性的诊断——听到蹄声，应当想到马，而不是斑马，更别说是独角兽了。托马斯·布朗虽然承认可能多个物种长有独角，但未提到过人类独角，很可能他也从未见到过。

那天下午离开皮肤科诊室之后，我也再未见到过。

不过，爱丁堡大学解剖藏品里保存着一个人类"独角兽"长出来的角：伊丽莎白·洛。藏品里许多标本背后的故事在过去几百年里都已失传，但洛的故事得以流传，是因为角上系着的一块银牌。角从1664年开始生长，同年，布朗当选为医学会会员；它在1671年被移除，同年，布朗被授予爵士。

"角之切除者为亚瑟·坦普尔，"银牌上写道，"外科医生。角自伊丽莎白·洛之头上长出，于右耳上方三英寸处，见证人有安德鲁·坦普尔、托马斯·伯恩、乔治·史密斯、约翰·斯麦顿和詹姆斯·推迪，1671年5月14日。角龄7年，病人50岁。"

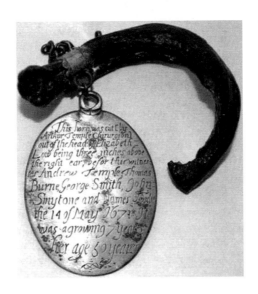

人类的角，爱丁堡大学解剖标本室

几百年里，大家一直认为米开朗琪罗雕刻的摩西描绘的是，当这位先知看到以色列人崇拜金牛犊时脸上怒不可遏的表情。为了印证这一点，弗洛伊德引用了亨利·多德和卡尔·贾斯蒂这两位同时代的人的话，将摩西的脸描写为"混杂了怒气、痛苦和蔑视""因恐惧和痛苦而战栗"。在罗马时，我一度前去观摩摩西的脸，在我看来，他倒没那么愤怒——而是警惕、震惊，甚至有一些惊恐。他的眉毛确实聚拢了，但左边眉毛下倾，表情不是怒视，似乎更像是回头一瞥，仿佛将视线从某个令人惊恐甚至惊奇的东西上挪开。

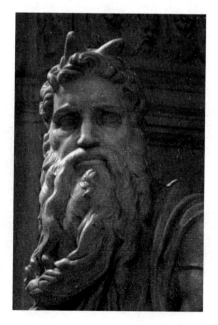

米开朗琪罗《摩西像》之细节

　　也存在另一种观点：这座雕像可能只是纪念一个更早的故事，即摩西让神现身的故事。他脸上露出的不是愤怒，而是被天堂震惊、带有惊恐的敬畏。这是希伯来《圣经》里最奇异也最有力的一幕——很难想象还有哪一刻更适合让米开朗琪罗固定下来永世流传了。只是可惜的是，因为是大理石雕像，所以看不出来摩西的头发有没有变白。

第 7 章　出生：重塑心脏

出生时，人尚未完整；人必须经历再生。

——米尔恰·伊利亚德 《圣与俗》

我第一次接生时，还是医学生，正要值完长长的夜班。孩子父母是头天下午进入产房，当时产妇依然处于生产的第一阶段。一开始，我们彼此都很客套和礼貌——这是他们的第一个宝宝，他们也知道这是我第一次接生，但在血液、粪便和汗水里劳累了几个小时后，我们变得如同老友一般。一直到我从业很久之后，每年在孩子生日时，我都会收到他们寄来的孩子照片。每次我出去旅行，也会给孩子寄明信片。

我记得，在她刚出生不久，我抱着她时，双手都在颤抖，惊奇得说不出话来。她大口吸着人生伊始的空气，我看着她的身体从暗淡的蓝色变为粉色，就像是看着日食结束后大地万物重获颜色一样。我们当时在苏格兰乡下一间医院的楼上，夏天日出的金色光芒打在医院毫无装饰的墙上。我拿毛巾擦干她的身子，在脐带不再搏动后把它夹断，然后把她递给了她妈妈。她大哭出来，这个几秒前还不存在的微小却有力的声音让我突然停下了脚步。

　　自此之后，我接生的孩子数不胜数，但我对新生命、新呼吸，对其在世界上占据一席之地的惊奇从未减弱。看着颜色和生命涌入新生儿的四肢，看着心脏发生一系列变化使婴儿加入生命的队伍之中，是件非常美好的事。

　　一开始，心脏是扁平胚胎上两根卷曲的管子，它们发生融合，形成一个球根状的囊，不断生长并扭曲结节——像一条不断发胖的蛇，在肋骨形成的篮子里折叠起来。

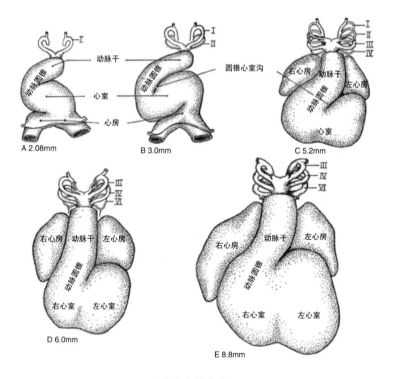

胎儿心脏发育

我们说的"循环"其实在人体内有两套——肺循环和体循环。右心室将血液泵至肺部，左心室将血液泵至身体其他地方，左右心室同时跳动。成年人每次心跳将大约 70 毫升血液推入两套循环，这两股血流无尽地在心脏里呈"8"字形交叉流淌。我们哺乳动物的心脏有许多令人惊奇之处，其中之一就是能通过单一泵动进行这两套循环。另一令人惊奇之处就是，胎儿的肺部必须在没有空气呼吸的情况下发育——胎儿通过胎盘来获取所有氧气。胎盘流出的血液能迅速抵达需求部位，是因为通过一对分流机制绕过了胎儿的肺部，精巧的通道能使血液从右侧的肺循环转移至左侧的体循环。

第一个分流机制是左右心房之间的一个小洞——卵圆孔。富含氧的血液自胎盘流出，经过脐带，进入人体最大的血管。这条血管的角度恰到好处，当血液流入心脏右侧时，约有三分之一会经由卵圆孔流入心脏左侧，将含氧血液送至大脑和躯干。在我作为解剖师的几个暑期，我都会带着震惊去寻找这一孔洞：我们解剖的是老年男女的心脏，但卵圆孔留下的印记依然可见，心房壁上引流血液至卵圆孔的凹槽也依然可见。检视成人的右心房壁，就会看到胎儿体液流动机制在心脏上留下的印记。*

生命在子宫里必不可少的第二个分流机制是动脉导管，这是一段肥壮的血管，将每次心跳从肺动脉流出的血液的 90% 引至主动脉。这

---

* 约 15% 至 30% 的成人存在卵圆孔未闭（PFO）。血液循环的发现者威廉·哈维认为，卵圆孔未闭也许能使人在水下呼吸。他的观点是错的，卵圆孔未闭会令潜水活动更加危险。人浮出水面时，血液里形成的气泡可能会通过未闭的卵圆孔由右侧循环流至左侧，引发大脑中风。

条通道的位置角度也很特别，能精准地将颜色偏紫、含氧较低的血液从右心室引至降主动脉，最后流至胎盘再次充氧。

人类胚胎在怀孕前几周带着尾巴，并且像鱼一样，喉咙部位有鳃弓。心脏就是从喉部这些鳃弓的血管发育而来，而导管则是由第六鳃弓的残留物发育而来。

随着胚胎的发育，心脏从颈部下移至胸腔，过程中仍然保持着原本与颈部神经供应的连接，这也是为什么许多人心脏病发的唯一迹象就是感觉到喉部和下巴疼痛。导管闭合对于维持我们赖以呼吸的生命而言至关重要，这一转变也是令新生儿由蓝色变为粉色的原因之一。

所有大动脉在内层膜与外层膜之间都有一层肌肉，但导管比较特别，它有两条相反的螺旋纤维。出生后，婴儿吸入人生伊始的空气后，纤维感受到氧气，触发收缩过程，因此令导管闭合。如果这一早期闭合失败，导管血液逆流，将会损伤肺部，令心脏过度疲劳。

2000年前，希腊医生盖伦虽然不了解这些螺旋纤维，但对导管闭合做出了准确得惊人的观察：

> 出生后，身体其他部位都在发育，但连接主动脉与肺动脉的导管不仅停止生长，而且可以看到，它变得越来越薄，直至最后完全干涸并消逝。

在解剖室里，我看到了其残留物——主动脉弓下面磨损残留的纤维组织。令我感到惊异的是，曾经宽厚有力、能够引流每次心跳90%

的血液的管道，竟然只剩下这么一点点。

出生 72 小时后尚未闭合的导管会被归类为动脉导管未闭（PDA），可能会有危险。"出生后短时间内动脉导管闭合失败，与新生儿高发病率和高死亡率有关，"近期一篇文章做出论断，"早期确认非常重要。"

我已经习惯了倾听新生儿的心跳声，我的病人生产后，我会很快去检查婴儿。新生儿心跳比成人快得多——速度至少是成人的两倍。心脏两对瓣膜以每秒大于两次的速度一致闭合时，发出快速的、摇摆不定的不连贯声音。有些娇弱，却充满活力。我深深地知道，我听到的是一颗心脏最初的跳动，日后它还会跳动数十亿次——运气好的话，在我的心脏沉寂下来很久之后，这颗心脏依然在跳动着。

在我首次接生 10 年后，有一个几周大的宝宝被带到了我的诊所进行检查。他母亲乔伊告诉我他吃奶不大好。她说："他在努力，不过似乎无法协调吮吸与呼吸，而且他的鼻子有点堵。"她在大腿上伸展开婴儿小小的身躯，半透明的腹部皮肤下露出的血管如同地图上的河流一般。他眨着眼睛，眼神茫然，在出生前几周依然处于从子宫到外界的适应之中。我询问了出生状况，婴儿康纳尔早产了一两周，但并无并发症。一开始，他发育迅速，回到了出生重量。我将他的大小描到发育表上时，他处于约 90% 的位置。这意味着，和他同龄的婴儿只有 10% 要比他体形更大。一开始他发育得很好，但最近几天以来，他一直在挣扎。

我用手摩擦听诊器，使它暖和起来，然后跪在地上，放到了康纳尔肋骨的位置。我听到的不是细软、不连贯的声音，而是连续的声音，心跳声之间是低沉的隆隆声，胸骨左侧最响，沿着后背也能听到，不过弱一些。他的肺部听上去很健康，大量空气流动不受阻碍。"有杂音。"我说着，把听诊器从他的胸部挪开。乔伊瞪大了眼睛，鼻孔也张大了一些，头在脖子上变得一动不动。"因为鼻子堵着，他吃奶不大好，但我想让他也做一下心脏检查。许多婴儿都有杂音——通常不必担心。"

"会很严重吗？"她问道，一边听着，一边仔细观察我的表情。

"不一定，"我努力放松表情，"需要做心脏超声波扫描才能知道更多信息。"

我打着转诊信，乔伊把孩子放进婴儿车，扣好扣带，动作迅速，表情严肃。她走在诊所走道里时，我听见她给丈夫打了电话。几周后，我收到了来自儿科心脏病医生的信。

"感谢你转诊这个婴儿病人，并且提及心脏杂音。"信里写道，"病人无心脏瓣膜病家族史，但其祖父在青少年时期做过动脉导管闭合手术。"这位心脏科医生和我一样，标绘了康纳尔的体重，彻底检查了他的脉搏，并且注意到，当她把手放在康纳尔的胸脯时，能够感觉到左心室传来的搏动——跳动力度超出常规。"超声波扫描显示，左心室容量适度，瓣膜正常，主动脉弓明显，存在中等大小的动脉导管，不停传输迅猛的血流。康纳尔对这一血液动力反常状况容忍较好。"

康纳尔的心脏在准备就位时，留下了一个线头没有系上——导管未闭。"自行闭合的可能性非常低，"心脏科医生写道，"我们可能需要在婴儿约六个月大时安排手术结扎或导管封堵术。"

我再次见到乔伊是几个月后，在诊所的过道里，她的儿子已经四个月大了。她刚刚给他称过体重，他的身高生长仍然处于 90% 的位置，但体重降到了 50% 的位置，因为他变得越来越瘦。"有时候我甚至能听到他心脏的杂音，"她说，"你觉得它有可能自行闭合吗？"

虽然我尽力安抚她，但当儿科医生再次见到他时，他的体重已经降到了 35% 的位置。他们对乔伊保证说，康纳尔的心脏并没有遭受任何不可逆转的损伤，只是现在心脏较常规要宽，而且肺部有负荷过重的迹象。心内科医生想看看，导管是否能够进一步自行闭合。"他们说，过两个月再来看看，到时候会给他注入染色剂，给心脏做 X 光扫描，"乔伊说，"然后就能知道是否能够轻易闭合导管。"

接受心导管检查那天，医生在麻醉康纳尔后，将一根细管插入了他腿部容易进入的血管，延伸至心脏。肺动脉和主动脉内的压强得到了测量和比较。在那时，他的体重已经降到 25% 位置，他的身高百分比位置也开始下降。一些未闭合的动脉导管形状使其可以在内部闭合，只需要经由心导管检查的管道引入丝线即可，但康纳尔不属于这种情况。他的手术安排在两天后。

我再次见到他，已经又过去一周了。他在乔伊的左胸吸食乳汁，她掀起他的汗衫，给我看他左胸手术留下的疤痕。医生切开了他的肋骨，挪动了左肺，以钟表匠的精准度，扎紧了导管。

"没有杂音了，"乔伊说，"再也感觉不到他胸脯隆隆的心跳。他吃奶也好多了。谁会想到，小小一根线，准确系在对的地方，能够造成这么大的变化？"

三个月后，康纳尔的体重又回到了 50% 的位置。胸腔 X 光扫描显示，心脏大小已经恢复正常。他的发育速度恢复十分惊人，一年时间，他的体重回到了 90% 的位置。"现在可以认为康纳尔的心脏已经完全正常，"让他不必再来诊所看病的最后一封信里写道，"展望未来，他也不必采取任何预防措施。"

导管未闭时特有的杂音，最早是在一个多世纪前由乔治·吉布森医生描述，地点离我在爱丁堡的诊所几百米远。吉布森是爱丁堡市皇家医院的医生，他描述了当血液隆隆穿过导管时，他感觉到胸脯上独特的震颤。动脉内血液湍流会造成内壁粗糙，如同河水摩擦河岸一般。内壁磨损后，变成细菌居住生长的沃土。就在几十年前，导管未闭的儿童往往死于此类细菌感染，或是因为心脏负荷过重衰竭而死。

直到 1938 年，导管未闭的儿童只能这样活着，或者往往因此死亡，但在那一年，波士顿儿童医院的一位外科医生成功完成了一例导管闭合手术。医生名字是罗伯特·格罗斯，考虑到他只有一只眼睛能用，他的这份成就就更加令人惊叹。他通过拆解和组装手表，来练习手术所需的精妙微小动作。导管闭合手术风险非常大，所以格罗斯是趁上司度假不在时，私自进行的手术。在他之前，只有两位外科医生进行过尝试：一位在打开病人的胸膛后，发现并无未闭合的导管（在超声波扫描被发明之前，误诊非常常见），而另一位说明手术在技术上不可能成功——病童在术后很快去世了。"导管未闭的青少年面临着不确定的未来，"格罗斯写道，"就像达摩克利斯，生存岌岌可危，不知道是否会被头上悬挂的利剑所伤。"

格罗斯的第一个病人是一个勉强活到了 7 岁的病童。他在发表于《外科学年鉴》上关于此次医疗创新的文章里，描述了一个虚弱、哀伤的女孩："她常常站着不动，脸上十分惊恐，把手放在胸口。被问及有什么不对劲时，她会低声说：'这里面有些不对劲。'"她无法和其他孩子一起玩耍，她母亲常常说，孩子的胸腔深处传来嗡嗡的噪声，很是吓人。

格罗斯深信，这个骇人的问题有一个简单的技术解决方法。首先，他前往解剖室，在尸体上进行研究，找到了从胸腔上开口抵达导管的最佳位置。

然后，他在一系列麻醉后的活犬身上进行手术试验，直到确信自己已经完全掌握了将搏动的主动脉弓与肺动脉分开的手术程序。这需要"格外注意和耐心"，他说："在这样一个聚集了大量血管的小区域……空间十分宝贵。"三条神经存在损伤风险，一条维系呼吸，一条协调消化和心率，还有一条供给喉部。手术刀一滑，可能会导致窒息或令病人失语。"我花了多达一个小时的时间，定位、清理和追踪这条神经，因为这些时间非常值得，"他描述了通往喉部的这条神经，"一旦能够看见这条神经，解剖过程的余下部分似乎会更安全、更有保障。"在精心清理导管周边的纤维组织后，他建议先捏紧闭合导管几分钟再继续手术。"如果没有副作用……就可以将导管永久结扎。"他使用了重度编织的丝线进行结扎，必须"拉得非常紧密，以便完全闭合导管"。病人的肺的内膜再次缝合，肺再次扩张，卧床休息几天后，她可以坐轮椅行动。

格罗斯的第一篇论文描述了四个单独的病例，全部成功，没有并发症。他的技术为心脏和诸多大血管带来了转变，而这一转变在大多数人体内都会在出生数小时内自然发生。"孩子整体状况非常好，"他描述其中一个病例时写道，"她已经回到学校，术后前两个月里，她已经增重三斤。"巧妙系扎的一段丝线，有着像重生一样的力量。

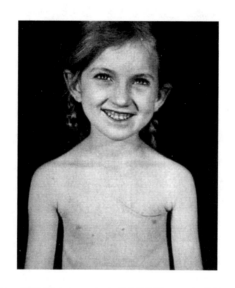

病例 3：罗伯特·格罗斯（1939 年）的摄影展示了术后第 10 天伤口的位置和状况

第 8 章　焕颜: 青春美貌之魔力

随即，赫库芭……跃入海中，改变了年迈的形态。

——尼坎德 《成为异类之生灵》

在米哈伊尔·布尔加科夫的小说《大师与玛格丽特》中，有一幕是通过魔法乳霜实现了奇迹般的焕颜效果。30岁的玛格丽特坐在莫斯科克里姆林宫旁边亚历山大公园的长椅上，这时，一个面目可疑、长着尖牙的男人（后来揭露了该男子为撒旦的化身）给她递上了一个金色盒子，像是圣物盒一样沉重华美。他说，一定要等到当晚八点半的时候，准时打开盒子，将里面的物品敷到皮肤上。出于各种在此难以概述的理由，她答应了。

晚上8点29分时，玛格丽特再也按捺不住了，她拿起沉重的金盒，打开了盒盖。乳霜黄色而油腻，散发着大地、沼泽和森林的芳香。她迅速涂抹至额头和脸颊，乳霜迅速吸收，毫不油腻，皮肤有略微刺痛感。然后，她看向镜子，震惊得连盒子都从手中滑落。

她的眼睛变成了绿色，眉毛不再是拔修之后的一条细线，而是变成了两道完美对称的弧线。双眉之间的皱纹也已经消失。太阳穴周边的阴影以及"几乎看不见的鱼尾纹"也都消失不见。双颊的肌肤变得粉红透亮，额头变白而且光滑无缺，波浪烫发松软成为自然流畅的卷发。她高兴得大笑，丢掉浴袍，开始把乳霜擦遍全身。她自从公园会面之后就头疼得厉害，现在头疼也消失了，四肢变得强健紧致。她高兴得跳到空中，下落时非常缓慢优雅，似乎是天使让她慢慢下降。乳霜使她有了飞翔的魔力。

布尔加科夫有医学背景，他的书里也满是生动的临床医学细节：砍头时血液喷出、具有温和说服性的精神病审问、一条腿被切掉时磨动的嘎吱声。在描述乳霜的效果时，他也一样十分细心。

身为医生，他肯定知道，现实生活中的乳霜只能减缓衰老这一必然过程，而不可能将之逆转。要使肌肤看起来年轻，更重要的是要避免一些行为，而不是往肌肤上擦什么。吸烟、垃圾食品、日晒，这些都会使肌肤衰老。一旦其自然弹性开始减退，世界上没有任何乳霜可以恢复。

这可能是机场，也可能是商场、火车站，甚至是医院大厅，可以是富裕世界的任何一个地方——条形照明灯、大教堂一样高耸的天花板、复杂的通风管道、防水的地毯、价格过高的咖啡馆、各式各样的商店，其目标顾客群体悠闲地坐在不舒服的椅子上。售卖的产品随着季节变化，但变化幅度不大：杂志、礼品、服装包袋、咖啡、电子产品、垃圾食品和酒精。孤零零的药店却有着不同的承诺，闪亮的条幅上写着"健康"和"美貌"，但他们卖的其实是青春。

中世纪炼金术士为长生不老药起了无数名字，当代美容行业与之不相伯仲。我在机场里拿起的前三种乳霜都属于同一个系列，混合的原料能把人看饿了：迷迭香、甘菊、可可、桉叶油、琉璃苣、牛油果、松果菊、芦荟、啤酒花、黄瓜、金盏花，以及"天竺葵散发的浓郁玫瑰芳香"。在另一排货架上，一种来自喀拉哈里沙漠的异域瓜类经过提纯和液化，用于修复晒伤的头发。产品提供了诱人的承诺，能使肌肤重获青春、容光焕发。一种乳霜承诺，能转变性地减少细纹和皱纹的出现，另一种则承诺"让面容紧致、有神、年轻"。有各种各样专为双手、指甲、双脚、脸部、身体和胸部定制的混合产品。一些乳霜被描述为"珍贵精华液"，使用它不仅带来益处，而且是必不可少的。每种产品都说能使肌肤"看起来饱满光滑、焕发新颜"。

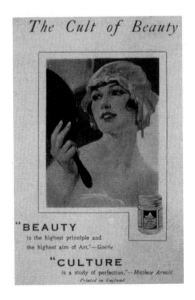

"美丽之邪教"，夏士莲广告（1929 年）（惠康基金会）

男士产品架上只有四种产品，也都以自身的方式承诺了年轻，不过其效用被描述为使肌肤镇定、柔软和光滑，而不是焕颜（仿佛产品的目标是软化男性特质，而非男性肌肤）。这种针对男性产品的差异化营销方法也体现在了维生素补充剂的货架上，女性产品承诺年轻化和改善面容，而男性产品则是提高力量和性能力。这些产品广告宣传称，它们不仅对健康必不可少，而且也能赋予"活力"。

布尔加科夫笔下的玛格丽特的故事由来已久，从白雪公主邪恶的继母（一直想保持"世上最美"），到德国传说中，在杀死巨龙后，能够永葆青春的英勇十足的男子。奥维德的《变形记》里有一个关于返老还童的非凡事例，伊阿宋打败巨龙，夺取金羊毛后，恳求他的妻子——会施法术的美狄亚——令他父亲埃宋重返青春，使用的药剂中的药草极为奇特，和现代美容产品目录差不多。美狄亚乘坐龙车，寻遍希腊世界最具魅力、最为稀奇的地方，以便收集药草。她用献祭的羊血填满地上的两个洞，加入酒和奶，然后用火把将其点燃。在一口大锅里倒入了来自塞萨利的草根、来自大地尽头海洋之神的沙子，以及来自远东的岩石粉末。

美狄亚用干枯老去的橄榄枝搅拌药汤，枝上发出新叶，长满橄榄。药汤溅到冰冷黑暗的土地上，长出了花草。看到最后这一信号，美狄亚感觉可以继续下一步了。她切开了埃宋的颈部血管，倒入了药剂。"很快，他的须发褪去了白色……凹陷的皱纹被新肉补满，四肢变得年轻强壮。老国王也惊叹于自己发生的变化，回忆起这就是他40年前的样子。"

贝丝·洛德当时 55 岁上下，穿着优雅的设计师服饰，双颊擦着精致的胭脂。她目光警惕，刷着重重的睫毛膏，眉毛曲线精致，犹如最上乘的貂毛画笔。她是律师出身，但多年未曾工作过了。她的丈夫是投行高管，长时间离开家在纽约和上海的办公室工作。"大概 20 年前，他对我说'不需要你赚钱养家'，鼓励我辞职，所以我也那样做了。"一开始，她并没有怀念工作。作为照顾年幼女儿的忙碌母亲，她报名参与了所有需要她做出贡献的学校和社区委员会。除了无数会议和学校集会之外，她每天都去健身房，并且创立了一个小规模的生意，向朋友和邻里售卖美容产品。

在诊室里，我们通常会谈及她满满的焦虑和低落的情绪，以及她努力贴近丈夫所做的挣扎。他们多年没有性生活了，有时她会让我推荐夫妻关系顾问，或者问我如何提高她和丈夫的性欲。我的建议好像从来没有太大效果。一天，她来抱怨说胸口痛，夜间这股疼痛一直拉扯着胸腔——通常是丈夫不在的时候。她担心疼痛可能是来自心脏，或者是因为过去做过一些乳房整形手术。

"我不知道你还做过手术。"我看着屏幕上她的信息说。她解开衬衣纽扣，拉下文胸，给我看环绕着乳头的疤痕，她的乳头移植到了乳房上更高的地方。"直到现在都还没有出现任何问题，"她说，"你觉得可能是这些手术引起的疼痛吗？"疤痕上的一圈银线闪着细微的光，笼罩着整过形的乳房——光线昏暗时看不出来，但在体检灯光下一览无余。"我是 10 年前做的。"

我对她说，疼痛不大可能是由疤痕引起的。"你还做过其他手术吗？"我问。我们之前从未讨论过整形手术的问题。

"做过几次，但你不会有记录的——都是在国外做的。"她说，"眼周打过玻尿酸，胳膊做过抽脂——对了！腹部做过拉皮。"她指给我看肚脐周围的一圈疤痕，腹部皮肤提紧，切除了多余皮肤，然后重新移植到肚脐上。"这只是为了处理生下玛格丽特后的妊娠纹。"

她女儿玛格丽特患有偏头痛，这些年来，我也多多少少对她有些了解。"玛格丽特现在怎么样了？"我问道。

"还行，还行，"她短促而紧张地笑着说，"她去上大学了，开心着呢。我高兴的是，她离开了，有自己的生活。"但她的声音却听不出来高兴，右手手指焦虑地摩挲着戴在左手的钻石。

当时需要安排一些检测，确认疼痛并非来自贝丝的心脏。疼痛的特点和时间都表明，疼痛并非来自她的肺部、肋骨或以往手术。"很多时候，我们都找不到胸痛的生理原因，"我对她说，"疼痛的出现与消失，更多与担忧或焦虑相关。当人感觉不那么担忧或焦虑时，疼痛也会减轻。"我们聊了聊，下次她再感觉到疼痛时，可以尝试一些呼吸技巧。

"有时候，"我接着说，"这种疼痛可能是你的心灵和身体在告诉你，生活中的一些事需要改变了。除非做出改变，否则不会让你安宁。"

"我的生活确实需要一些改变。"她说。

人类已知最早的与长生不老有关的文字，是《易经》上的一个解释。《易经》尝试将化学物质和过程与书中著名的八卦图联系起来。《易经》自然而然地认为，宇宙及其中一切生物都在变化的循环之中，而精明地运用神秘和医学知识能够对这些变化做出有利影响。

欧洲炼金术士痴迷于炼金，而中国术士则偏爱制造长生不老药。一些中国术士声称造出了长生不老药。历史学家、科学家兼汉学家李约瑟十分惊讶于中国皇帝因此类药物中毒之频繁，所以制定了一张受害者名单。约公元 300 年，中国术士葛洪整理了各种配方。300 年后，一份更为详细的专著指明了要包含无名的异域物质，例如汞盐和硫化合物。这类药剂有上千种不同的名字，大多数都由同样的基本矿物质组成。

在西方，近乎和葛洪处于同时期，拜占庭有一位叫辛尼西乌斯的人认为，炼金术带来的生理转变，要次于人采取的心理。真正永葆青春的魔法无须实验室或珍贵的异域物质，只需要正确的咒语和态度上的转变。

"我离开他了，"贝丝再次来到诊所时，对我说道，"或者应该说是他离开我了，或者我们彼此分离了——无论怎么说，这段婚姻结束了。"她眼里闪烁着一种犀利而得意的光芒，这是我此前从未见过的。虽然她的穿着依然十分讲究，但我注意到，她没有像往常一样化妆。她看起来充满生气和活力，我略微有些吃惊。

"发生什么事了？"

"这么多年我一直知道，有些事需要改变……"她开口说道，"可能我是为了玛格丽特，才撑了下来。但胸痛的症状是最后一根稻草。"

一天晚上，她感到胸口开始疼痛，这次她不是忧心忡忡，而是起床、开灯，写下了人生里的每一条失望和沮丧。"那张单子很长，"她讥笑着说，"写满一张纸的正反两面。但有一件事一直反复出现——我感觉被困在了这段婚姻里，困在了一个对我、对我们的生活都失去了兴趣的男人身边。还有，我心里担心时间不够了。"

"那么你做了什么？"我问。

"上次等他出差回来，我给他看了那张单子。"

"然后呢？"

"他有多年的婚外情！他承认了！对方是比我年轻 20 岁的一个女人。"

我等待了片刻。

"听到他坦白，我简直松了一口气。"她说，"现在没了他，我好多了。这是第一个改变，以后还会有更多。"

"你以后打算怎么做？"我问。

"他之前跟我说，我不必工作……但我们都需要工作，不是吗？而且我想去旅行！"

"玛格丽特对这个消息有什么反应？"

她自豪地笑着对我说："那是最大的惊喜。她说：'妈，你早就该这样做了。'"

布尔加科夫写道，玛格丽特有一种被魔法乳霜"圣化"的感觉：一股极好的自由感传遍四肢，身体充满着令人眩晕的愉悦感。她突然有了一股信念，要离开她的家，离开她不爱的丈夫，开始新生活。

在自顾自地大喊"乳霜万岁"之后，她在空气中飞过，来到丈夫的书桌旁，毫不犹豫或多想地写下字条，让他原谅她。

一个声音令她感到烦扰——扫帚敲击橱柜的声音。玛格丽特打开柜门，跳上扫帚，赤身急速飞出了窗外。魔法令旁人无法看见她——可以理解，这份不老的美貌只是为了她自己开心，不是为了其他人。在戏弄她无聊的邻居、对敌人复仇之后，她飞往了莫斯科。

一开始，她以极快的速度飞越俄罗斯的土地，脚趾摩擦到树顶，西伯利亚的河流在她身下快速掠过，频频闪现折射的月光。后来，她慢了下来，欣赏这一新的角度，并且"好好品味飞行的兴奋"。

行医过程每天都有许多新发现，各种隐私和细节密切交织，所以几个月过去后，我才意识到自己再也没有见到贝丝·洛德。她肯定是搬走了，停止了抗抑郁处方药，或者是不再需要会诊的这份空间。有时候，心理治疗的医患关系结束是因为达到了预期目的，有时候是因为一句话不小心让病人觉得冒犯。我通常都不会知道究竟是何种原因。

几年后，我在诊所名单上再次看见了贝丝的名字。我在候诊室门口叫她。"好久不见。"她说着，迅速从座位上站起来，跟着我大步走到办公室。

"别来无恙吧？"我问。

她依然穿着优雅，不过妆容淡了一些，眼周的表情欢乐而放松。她的心态和面容都让她看起来更年轻了。"还好，真的很精彩。"她一边坐下来一边说。

"上次见面时，你说要离开丈夫……"

"我也那样做了！"她高兴地接过我的话，"而且我出去旅行了。这段时间以来，我已经环绕世界两周了……"

第 9 章　刺青：转变之艺术

那些是各种各样的污点……我心想，那又怎样呢！那只是他的外在；一个人无论皮囊如何，都可以是老实人。

——赫尔曼·梅尔维尔 《白鲸》

将我们与外界分隔开来的这层屏障很薄——看见皮肤起泡或皲裂，我往往会惊讶于皮肤竟然这样不坚固。最细微的抓伤可能会留下疤痕；最细小的擦伤可能会导致灰尘进入皮下，形成永久的污点。最早的刺青大概就是这样形成的，人们并非有意为之，而是摔倒或被硬石划伤后，尘土进入了皮肤。

几年前，我去了东非一家医疗研究单位进行临床实践。当地负责照顾我的一位医生叫菲斯。她在内罗毕接受了医学训练，工作高效，处事镇定，编织成辫的长发高高扎在头上。她带着我巡房时，悲痛地谈到腐败问题掠夺了医院资金。我们一起巡视了许多病床，其中之一是一个营养不良的男孩，大约8岁，只能趴在一张脏脏的床上。他患有脑瘫，掉入了火中，在来医院前，家里给他敷的药不仅不够，而且很脏。斑驳的烧伤疤痕让他的背部明暗分明，此外还有褥疮，有些已经感染。疤痕里嵌入了一些焦炭颗粒，现在几乎不可能移除了——如果他存活下来了，这些标记将会跟随他一辈子。"他现在好一点点了，"菲斯拿起他的病历说，语气客观，"我接他入院时，差点哭了出来，他实在是太过受人忽视了。但我随即想起了，我不要在乎。我不能在乎。"

我在医院附近一片空旷的度假建筑区里租了一个平房住下。有一天，经理的前夫来了，解雇了员工，断掉了水供应，锁上了大门。几天里，我都只能去泳池洗衣洗碗，直到我和其他同事在另一套房里找到了一个房间，那里离医院远一些，但离海滩很近。房子呈圆形，周围围绕着树丛，外围是铁栅栏而不是围墙，里面住着巨大的千足虫、俯冲乱撞的甲虫，还有洋洋得意的肥大壁虎。厕所边住着一群小青蛙，为了被厕所水流冲走，它们自然而然地游得很快。

晚上，我会听到从树丛那边隔壁房子传来的聚会声。当时住在房子里的邻居是来自肯尼亚高地的桑布鲁战士。最近有一部纪录片是以他们为主题的，所以他们和影片导演来到海岸庆祝。在某晚的聚会上，我被他们中的一员拉到一边，他对我说，他不喜欢印度洋边上的位置——天太热，人太多，而且当地人吃太多鱼。自重的桑布鲁人不会吃这种食物。他说，他的故乡则不一样，清凉、广阔、健康，猎人全年都吃红肉。

在他大腿附近有环状伤疤图案，表面光泽、隆起的小丘，仿佛一小块肉用刺挑出后自行愈合一样。我问他，那是怎么来的。"是用燃烧的木棍弄的，"他说，"我们在成为战士时，都要这样做。"他的手指拂过那些疤痕，回忆道："后续几天，走路都十分困难。"那些螺旋状的记号图案就像是明显的指纹。他躯干上其他一些图案则呈整齐的方块式排布，像是汉字一样遍布全身。他说，他部落里的年轻男子都有这样的记号，之后才能外出作战，对抗邻近部落，比如图尔卡纳。

"你跟图尔卡纳人战斗过吗？"我问。

他摇头。"他们离索马里很近，有 AK–47 枪。"

他因为电影节的缘故，去过一次爱丁堡。"特别冷。"他回忆道。我在脑海中想象着，这位非洲战士，皮肤犹如抛光的黑炭，疤痕隐藏在蓝色牛仔裤下，感受着迎面吹来的北海的刺骨寒风。

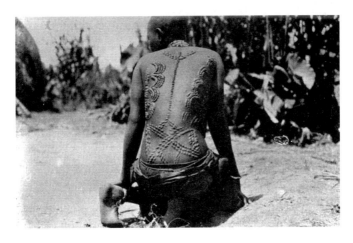

非洲男性展示背部的图案（惠康基金会）

我在自己爱丁堡的诊所里，往往看见另一种伤痕——一些人在极度痛苦时割伤自己的"故意自残"。我问过一名病人卡尔文，他是如何陷入这个习惯之中的，他说："一开始很隐秘，我在自己的卧室里做这件事。我会拿一把剃须刀，或是把铅笔刀上的刀片卸下来，然后轻轻地切割皮肤，力度正好能出血。我用纸巾擦干净血迹，然后偷偷把这些纸巾带到远离我家的一个垃圾桶。这样我会好受一些，能持续一阵子。但过后我会感觉更糟。"

"你割伤过哪些地方？"我问。

"起初只是这里，"他指向髋部，"这样的话，如果我穿着短裤，没人能看到疤痕。"

卡尔文拉下裤子的腰带，半站起身来给我看：他的髋部覆盖着如同大理石花纹一般的白色条纹格子。

"然后呢？"

"然后就不够了——我换到了髋部另一侧，然后是前臂。开始我想，我只要穿长袖衣服就好，但后来我也不在乎了。我变了——我就想让其他人看见那些疤痕。我想让我妈、我爸、我的老师、我身边的每一个人都到到，我有多不开心。"

我们都沉默了几秒。"你现在怎么想？"我问。

"在很长时间里，我很高兴有这些疤痕。我的那段人生已经是过去时了，但那是很大一部分的我。它部分地塑造了现在的我。这些疤痕是过去的自我所遗留下来的痕迹——我不想再变得那样低落。直到最近，每次低头看到这些疤痕，我都会想起，现在的我已经强大多了。"

我当时给卡尔文看病已经有一年左右，慢慢减少了他的抗抑郁药，查看他报名参加的咨询和建立自信的课程的状况。"现在呢？"

"现在我已经准备好继续前进了。我要把那部分的人生永远抛到脑后。我决定去做刺青，要把疤痕全都盖住。"

对一些人而言，刺青的行为和自残是出于同样的冲动，但对卡尔文而言，每一个刺青都是告别过去的一步。接下来几次见面，我看到了他身上刺青的演变。一开始是一条中国龙盘旋在他的左髋，尾巴拂过骨盆顶部，朝向脊椎。"这对我意味着活力，"他说，"它提醒我，我体内有隐藏的力量。"我凑近了看——疤痕几乎已经注意不到了。几个月后，我再次见到他，他的右髋覆盖着一只跃立的狮子。"它大胆又骄傲，是我想成为的样子。"在接下来的一年里，他的右前臂上逐渐有了一幅画面：带着翅膀的天使站在云朵上，天堂小号的声音像是放电一样发散在他们身边。在皮肤空白处，开放着各式花朵。而左臂上则是一幅地狱的景象：食尸鬼、骷髅、拿着三叉戟的恶魔，皮肤空白处是长着尖牙的蛇头。

"我被困在中间，"他指着自己的躯干说，"左边是地狱，"说到这里，他抬起刺有食尸鬼和恶魔的左臂："右边是天堂。"他抬起了刺有天使和小号声的右臂。

"你身上既背负着地狱，也背负着天堂。"我说。

"人不都是这样吗？你在行医时肯定明白这一点。"

在福尔摩斯故事里，阿瑟·柯南·道尔称，敏锐的侦探能够通过一个人的刺青了解很多信息。"我对刺青图案做过一个小研究，"柯南·道尔借福尔摩斯之口说，"在这方面甚至还写过一些文献。"刺青被视为刺青主人一生历史的活生生的见证——对医生和侦探都很有价值。

很多时候，当我卷起病人的袖子以测血压，或是拉起病人的衬衣以便听诊时，都能看见通常不为人所见的刺青。有些是出于对家人的忠诚：孩子的姓名和生日，或是对某个伴侣的忠贞。有些则是关于部队职责，或是在商船队的时光。骑行者、士兵、水手和囚徒的刺青表明自己是某个对外封闭、等级严明的社团的成员。我记得，有一次解开一个男病人的衬衣，检查是否有阑尾炎时，看到了他的躯干上用铜版字体刻的字："担心就是祈祷最坏情况发生。"他的刺青像是一个自言自语的咒语。他告诉我，自从有了这个刺青，伴随他一辈子的焦虑感就消失了。

刺青对临床医师可能有非常直接和实际的帮助。我有一个病人，能够在一群扭动的蛇的刺青图案中，准确地告诉我要在哪里扎针才能抽到血。有时候，皮肤上的刺青能够告诉放射治疗师，身上的目标肿瘤的准确位置在哪儿。有些刺青联系着现在和未来的自我，是刺青者对过去生活保留的一生的纪念：脚踝处的一朵花、脊椎底部的玫瑰图案、肩上的卡通人物。我还见过一些刺青代表着超越和庆贺：乳房切除术的疤痕上有一只浴火重生的凤凰，妊娠纹上是满满盛开的花朵。

刺青大概是最早的艺术形式之一——将身体作为帆布，作为象征，作为纪念，作为欢迎，作为警告。它们是没有条条框框的艺术作品，是身体表面的转变——体表本身就处于无尽变化之中。它们打破了主观与客观之间的差别。有时候，人们不以为然地认为它们只是冲动的产物，但对大多数人而言，刺青是痛苦的——如同诗人迈克尔·多纳吉指出的那样，你需要有"钢铁意志"。刺青的英文词 tattoo 源于波利尼西亚语——它伴随铁钩船长的旅行而在全球广泛使用，指的是针刺穿皮肤时 tat–tat–tat 的重复声音（军操表演的英文词也是 tattoo，其来源也是如此）。

刺青的"刺"字可能是让病人来找我看病的原因——感染、水疱，有时候是墨水导致的炎症反应。心理反应亦然——半数人在刺青之后感到后悔。美国中青年有四分之一都有刺青，每年有超过 10 万例刺青移除手术。詹姆斯·科恩是一位刺青师，专精于将人们不想要的刺青图案转变为新的设计，他写道："客户最高兴的时候，就是摆脱自己讨厌的刺青的时候。这种刺青会毁掉他们的自尊。我很喜欢这种生理和精神上的转变。"

历史上，刺青的理由数不胜数——也许每个人都有自己刺青的理由。人类学家列出了若干理由：打猎时的伪装；标志和安抚青春期、孕期的情绪异常；对抗疾病；改善生育力；抚慰恶灵。一些在部落社会里发现的刺青动机，在我自己的病人里也很常见：建立新的性格；尊崇祖先或后代；让自己在社区更受尊敬；恐吓敌人；让身体记录人生大事；让自己更好看；表达某种情绪（爱国、爱情、友情）；展示团体忠诚。另一些动机则独属于当代文化：将刺青作为永久的面部妆容，或者甚至是通过展示自己来赚钱。我听说过，有人将血型刺青在胳膊上，以防来日需要输血（还有一根箭头指向最宽的血管）。有些理由则更具恶意：被法西斯政权打上标记；有意自残行为；或是在监狱里打发无聊。

在后面的这两种理由里，囚徒的刺青意味着逞强、孤立、暴力，或是确立自己的忠诚和地位。在一些监狱文化里，比如在俄罗斯或南非，精细的刺青图案象征着犯下的罪——棺材代表谋杀犯，喉部匕首代表雇佣兵，手腕上的镣铐或数字代表关押的年数。*对囚徒而言，他

---

* 卡夫卡的《在流放地》中描述了一架机器，它会在每个囚犯的身体上刺上该囚犯触犯的法律。

们只有身体了——这也是他们唯一的反叛武器。我见过自己笨拙地给自己刺上的寓意图案，有的是自由受到限制，有的是花园和鸟儿互相纠缠在荆棘之中。我也见过草草绘制的骷髅头，让人想起围绕着古墓园跳舞的骷髅。刺青能够将混乱、玩乐与创意带至生活在监狱的劳力和秩序里的人。戴着镣铐的人能够以此讲述自己的解放故事。

我最开始认识马克·布雷克维尔，是源自市监狱送来医疗室的一纸文书，上面写着："上述病人明日出狱，若能接管以下详述的美沙酮处方，不胜感激。"美沙酮是一种阿片类毒品的替代剂，为海洛因瘾者开具，以减轻对毒品的渴求。我查了查我们手头上的在他定罪之前的记录：一系列因为斗殴受伤的急诊治疗记录，还有一些精神科转诊，但他并没有去。然后在大约10年前，突然就没有任何记录了。我们给监狱护士发回了预约时间，第二天，他出现在了我的办公室里。

他瘦瘦的，脸色苍白，四十出头，金色寸头，嘴唇紧闭，没有血色，眉毛中间有凹痕。他穿着一件有白色条纹的绿色运动服，一侧脸颊上有一对疤痕。他眨眼极其频繁，眼睛不安地环视着房间。但最为惊人的还是他身上的刺青——都是业余作品，用的是厚重的蓝色墨汁。他颈部一侧画着一张蜘蛛网，另一侧画着一把指向心脏的匕首。一侧脸颊上刺着一些泪珠，喉咙刺着一圈有倒钩的线。透过他薄而疏的头发，我能看出头皮上的一些图案——一个万字饰、一个骷髅头、一面苏格兰旗。我看向他的手：右手四指的指节刺着"LOVE"（爱），左手刺着"HATE"（恨），拇指指节刺着一堆蓝点，右手拇指和食指之间是一只振翅的燕子。

他在我桌边坐下来，怒目而视。他眼周的皱褶像是靶上的圆环。"我是来拿美沙酮的。"他说。

"行，多大剂量？"

他夸张地叹气说："如果你连这个都不知道，那你不称职。"

"我只是检查一下手上的资料对不对。"

"80，"他说，"而且我也需要安定药。"

"80 没问题，但我不能给你安定药——监狱里出来的人，不可能在服用安定药。"

"如果你以为监狱里弄不到安定药，那你就是真的不称职，"他嗓音里的辅音发得很用力，"你不给我，那我就去街头买。警察来抓我，那就是你的错。"

"如果你焦虑到要去街头买安定药，那我们也许应该谈谈怎样减轻你的焦虑。"

他咕哝了几声，从我手中夺过处方，站起身来。然后，他脸上的怒容软下来了，他慢慢呼出一口气，又坐了下来。

"对不起。"他低下头说，似乎想找出更多一些话。

"你对我客气，我也会对你客气。"我说。

他向后靠在椅子上，深呼吸说："好，我们重新开始。"

每个服用美沙酮的病人，每个月要见我一次。几个月里，我慢慢了解马克，他的金发也长长了，卷曲在耳朵周围，令蜘蛛网和匕首刺青都盖在阴影之中。他脸上的泪珠刺青还很明显，而且透过他的开襟衬衫，我能瞥见到喉咙处那圈有倒钩的线。他出狱的第一天，我已经看到他能够控制住自己的怒气，慢慢地，我也看着他控制住了自己的毒瘾。

一天，他过来时，手上打着绷带。他穿着 POLO 衫，美沙酮用量已经从每天 80 毫升减到了 40 毫升。我们同意将用量减到 35 毫升。他说，他在修车厂找到了一份工作——是一个朋友推荐的。"你的手怎么了？"我问。

"刺青，"他说，"我用电瓶水腐蚀掉了一个。"

我拆开绷带，他指节上红肿的皮肤正在愈合，但痂上的蓝色墨迹已经渗出来了。

"过去是这种做法，"我说，"把带有刺青的皮肤剥离，然后将新皮肤移接到伤口上。这种做法效果不怎么好——现在都使用激光了。"

"有效果吗？"他问。

"有时候有。"我说，"你这种刺青，激光的效果最好，但不便宜。"

刺青移除所用的激光是根据要分解的色素颜色而选择的——红色和橙色色素需要用绿色激光，蓝色和黑色则要用红色激光。过程也很痛苦——比当初刺青时要痛得多。激光往往会使肤色变淡，对于深色皮肤的人，这可能是个问题。*

我每个月都与马克见面，渐渐减少他的美沙酮剂量——他的毒瘾慢慢减轻，我也看到他的刺青慢慢不见了。当他的剂量减少到每天 30 毫升时，他脸上的泪珠刺青已经模糊到几乎看不见了。他生活很节约，把所有收入都投入了激光诊所。当剂量减少至每天 25 毫升时，

---

* 现在有人推动将对刺青师的监管延伸覆盖至可以合法使用的色素，以便让其更容易被移除。现代明亮的色素最难用激光移除。

他喉部的匕首和蜘蛛网慢慢淡去。我能看到，他已经开始处理喉咙处那圈有倒钩的线了。当剂量减少至每天 10 毫升时，他的脸颊和脖子上只能看到一些色点，不过他还是得留着长发，以避免头皮上的刺青露出来。

大概一年后，我又在诊所里见到了他。他看起来很好——走进我的办公室时，他曾经紧闭的灰色嘴唇张开，脸上挂着大大的微笑。他想让我为他开点什么，帮助他戒烟。我注意到，在他右手拇指和食指指尖，依然是那只振翅的燕子。

"这个刺青呢？"我指着那只自由飞翔的鸟儿问他。

"这个我要留着。"他说。

第 10 章　厌食：控制之魔力

它真的是疾病，并非一些被宠坏的富家女一时兴起要做的事。人们一直将其视为一种自愿、蓄意的行为，而没有真正认识它——一种严重的、威胁到生命的精神和身体疾病。

——医学博士戴安·米克利

神经性厌食症是一种神秘莫测的疾病，它不仅令病人感觉困惑和沮丧，连想要帮忙的人也是这种感觉。有些精神疾病会打破自我的边界，将支撑自我的边线拉扯断裂。有些则是强行令我们产生幻觉，认为自己受到追捕、迫害、污染——或是反过来，认为自己强大、伟岸、刀枪不入。还有些精神疾病强行使我们抽离现实世界，在抑郁症或紧张症破坏性的外衣之下，断开我们与世界之间的联系。厌食症不属于以上任何一种：它是一种对身心的自我毁灭性、有毒害的袭击，它将我们最为远古的本能之一——绝食和规避我们认为可能有害的食物，以及人类当下的新关注点之一——我们在自己和他人眼前的外表，无情地结合起来。

有效的精神科医生是牧师和魔术师的结合体，他们找到办法，重新唤起个体的边界，消除幻觉，从坠落的阴影里召唤出一个真诚的、参与社会的自我。我们不再将精神疾病视为由我们无法控制的鬼魂附体。现代精神病学认为精神疾病是一种大脑的化学现象，但某些语言仍然传达着精神疾病是源自外部超自然力量的内涵。这一视角能够有效地中和病人的愧疚感或罪恶感——古代医生称，抑郁症在我们的控制之外，受精神状态不断变化的影响，而一些语言至今保留着这层含义。在某些语言里，要表达"我很抑郁"，用的句子是"悲伤降临在我身上"；在英文里，仍然用"lifted"（提升，鼓舞）这个词来表示抑郁。

在21世纪，将厌食症视为一种恶意魔法似乎是一件不理智的事，但在文化层面，这貌似是最合理的说法了——它是一种带来痛苦和饥饿的心情或信念，往往来也神秘，去也神秘。可能存在一些警示迹象：患病前对食物产生不寻常的态度，有实现目标的强大决心，家庭关系破坏性的改变，造成精神创伤的经历，对细节的完美主义，或者是其他一些"风险因素"。每种因素可能都会造成人痴迷于限制进食，但这无法解释为什么有许多对食物的态度更不寻常、家庭关系更糟，或是对细节追求完美主义的人，却从不因厌食症而烦恼。

在世界上的一些地方，萨满法师仍然通过举行仪式来驱逐恶灵。在现代西方，作为一名家庭医生，厌食症让我感觉自己像是一个新手驱魔师。我认识的一些厌食症病人，不管有没有帮助，都成功地摆脱了让其挨饿的疾病；有些病人找到了与其暂时和解的办法。有些病人则被厌食症击败——它是所有精神疾病中死亡率最高的。厌食症已经困扰我们几个世纪了——生活在14世纪的锡耶纳的圣凯瑟琳就患有厌食症（"我现在和未来都向上帝祷告，愿在进食方面与我恩惠，以便我能同其他生物一般生活"）。17世纪的修女韦罗妮卡·朱利亚尼也患有厌食症，她饱受折磨，宁愿舔墙壁，吃蜘蛛，也不愿食用修道院食堂里放在她面前的餐食。这种病不仅出现在西方，尼日利亚、中国香港、南非，以及阿米什人生活的地区都曾出现过相关疾病的报告（不过斐济的一项研究显示，电视让一个从未听闻过厌食症的社区了解了这种疾病）。

中世纪时期，负责照料厌食症修女的牧师和修道院院长所写的记录里，透露着面对这种疾病的困惑和无力，这种感觉，我从现代精神病诊所的治疗师口中也听到过。许多遭受厌食症折磨的男女都以亲密、痛苦和传神的方式描述过这种疾病。我以临床医师的视角所做的观察，无法替代他们的这些记录。

西蒙娜是一名法学院学生，她捂着肚子跌跌撞撞地来到我的办公室，抱怨说恶心得厉害，头感觉轻飘飘的，好像自己快要晕倒了。我扶她到检查床上，她骨盆两侧撑长了髋部的皮肤，肋骨像是弓起的搓衣板，她的腹部胀成了一个圆顶。"肯定是气，"我心想，"可能是肠梗阻。"但我用手指轻轻按压，感觉膨胀部位反应迟钝，不像有很多气体在下面。她体温正常，血压对于这样承受剧痛的人而言处于较低水平。大多数患有肠梗阻的病人都会不停地呕吐，但西蒙娜连干呕都没有。当肠道因为扭曲或肿瘤受到梗阻时，会努力地清除障碍，会有小股肠液流过互相连接的肠道，发出亢进的金属音。但当我把听诊器放在西蒙娜腹部时，什么声音都没有。

"过去24小时里，你吃了什么？"我问道，同时轻轻把手按在她膨胀的腹部。

"没什么特别的。"她面部扭曲地说。她的眼神看起来走投无路，有些恐慌，像是打开舱门想要逃票的乘客。"昨晚吃了米饭沙拉，今天早上吃了点面包。"

我用针在她肘部血管取了几管血，用于实验室检测，然后给了她一些抗恶心的药物和吗啡。"你脱水很严重，"我对她说，"我想安排一辆救护车送你去医院。"她躺到检查床上，点了点头。她脸颊上有白色的绒毛，在头顶条状灯管的照射下，她的脸周有一圈参差不齐的倾斜光圈。"出院时来找我。"

几周后，她才回来找我，出院信上的内容让我有些意外："食物引起急性胃扩张。治疗手术：胃切开术减压。"西蒙娜腹部前侧有缝线，医院的外科医生为她开膛后，发现胃部鼓起，里面有约3000毫升半咀嚼的米饭和融化的冰激凌。他们用管道将内容物引出，修复胃部的洞口，然后再缝合起来。

厌食症限制进食，会令人消瘦和营养不良，而我认识的大多数患有暴食症的人——其饮食紊乱表现在自我催吐或其他方法清胃——保持着正常的体重。但两者之间存在灰色地带，有些类型的厌食症也会带有暴食症的强迫性行为的折磨。在"暴食—清胃型厌食症"里，病人连续数年处于半饥饿状态，然后在某种压力的刺激下暴食，有时频率低至好几年一次。因为饮食不当，病人的胃已经萎缩，无法应对正常饮食的负担，所以一次暴食会将其撑到薄得危险的地步，也不可能将食物吐出来。显然，西蒙娜吃了太多食物，她的胃就和她骨骼外的皮肤一样，已经撑到了临界点。

我从未见过西蒙娜的父母，我几次去她家拜访时，她父母都不在。几个月，后来变成好几年，我都是西蒙娜的医生，越来越了解她，也看着厌食症一点一点侵入她的生活。它就像阴暗土壤里的孢子一样扎下根来。她家庭富裕，母亲是学者，往返于爱丁堡和牛津两地工作，父亲是律师。她是家里的独生女，一直身材苗条，为人恬静。他们住在一套现代奢华公寓里，俯瞰城市公园，家里是阔气的名牌家具，房间宽敞。

有时，厌食症起始于模仿。在厌食症病人的兄弟姐妹中，以及在寄宿学校的学生里，厌食症更为常见。但就西蒙娜而言，她的厌食症始于对污染的恐惧。她曾经患上感染性的痢疾，这种病极其常见。每次她吃东西，腹部都会绞痛，这种情况持续了几周。一开始她以为自己是反复受到肠道寄生虫感染，后来以为自己是受到新的食物不耐受的影响。她开始控制饮食，排除可能的触发物。她有大量时间一个人和各种教科书待在空荡荡的公寓里，开始了一种强迫性的卫生习惯——将食物分为"好食物"和"坏食物"，"坏食物"在她心里不知不觉地变成了"非常容易发胖的食物"。大多数人在饥饿时会变得注意力不集中、容易发怒、头晕目眩，但西蒙娜有一种矛盾的反应——她会感觉头脑清醒、镇定。一开始，她的学习成绩提高了，她感到对生活和自己的情况都有了更进一步的掌控力。

渐渐地，西蒙娜对食物污染或中毒的担忧变成了对正常吃完一顿饭后的满足感的恐惧。她对自己的餐食很不信任，对盘子里的食物挑来拣去，仿佛是在拆弹，而不是补充营养。在患厌食症初期，她会站在冰箱前15分钟，痛苦地决定要吃什么，最后还是两手空空地走开。后来，她干脆连冰箱都避开了。她开始跑步，试着在进食少到哪种程度的情况下，仍然能够在公园里跑完最喜欢的路线而不觉得头晕。这条路线慢慢变长，她髋部、脸颊和肩膀上的脂肪开始溶解，这些脂肪是我们所有人保持健康所必需的，它们为骨骼、肌肉和器官提供缓冲。她的骨骼变细，脚踝因营养不良而肿胀、充满液体，而且她一直觉得冷。她的家庭生活一直不大和睦，但在她与父母用餐时，父母一直想尽办法让她吃东西，用餐时间也变成了战场。正是在某次与父母激烈争吵之后，她才大口吞食了米饭和冰激凌，来到了我的诊所。

当她出院后，我们再次见面时，我立刻将她转诊到了本地治疗饮食紊乱的诊所。那里的精神科医生推荐了抗抑郁药西酞普兰，希望能帮助她减少饮食焦虑，他们还安排了两周一次的会诊，参与会诊的还有一位营养师。"他们给了我一些单子，上面写着我每天必须至少进食的量，以便缓慢增加体重。"西蒙娜在早期会诊时对我说，"我在严格遵守，真的。"但她的体重并没有增加。大多数饮食紊乱病人都不可避免地会说谎，后来我发现，她从未服用西酞普兰，基本上也没有按照营养师建议的那样进食。她很久以前已经停经，现在脚踝肿得更厉害，脸颊上的绒毛也长得更重了。[*] 她从法学院辍学了。

到底是什么，令健康的青少年，不论男女，让自己挨饿，直至骨

---

[*] 绒毛生长是因为激素失衡。这种"毫毛"或"羊毛状"的毛发已经令一些学者怀疑，中世纪时被神化为"胡须圣人"的修女们其实患有厌食症。

质疏松、牙齿松动、头发掉落、心脏无力？最早对其进行定义的是法国医生夏尔·拉塞格。1873 年，他十分全面地总结了与这种疾病相关的一些特征：

> 一个年轻女孩，年约 15 至 20 岁，受到一些她或公开或隐藏的情绪的折磨。通常，它与一些真实或假想的婚姻计划有关，与对某份同情心施加的暴力有关，或与某些或多或少发自内心的欲求有关。而在其他情况下，对于可能的诱因，只能靠猜测了。

关于诱因，现在可能也是一样的说法："只能靠猜测。"厌食症是一系列对于食物和体重的态度的集合体，它超越了时代和信仰，但其诱因涉及文化、广告、同伴压力、基因、家庭关系、激素爆发、个性迥异等因素的综合不利影响。它往往由一些高压力的人生大事触发：失去亲人、面临挑战或是发生角色转变。

记者凯蒂·瓦尔德曼从厌食症中恢复，写了一篇关于厌食症的极其动人和无畏的文章，点出了一些核心矛盾。她指出，幸存者之中有一种将形体消瘦诗意化的倾向：厌食症变成了一场精心编排的表演，最终变成了一处监牢。她呼吁大家停止在艺术和文学作品里赞美病态娇弱的女性形象，拒绝试图放大这一形象的吸引力。这种疾病唤醒了人们对于食物和健康体重的反感，这似乎不容置疑，可能是因为它与人类一些原始本能联系十分紧密：食欲、性欲、身体意识。对青少年而言，它引起了青春期的退化，乍一看像是发生了逆向转变。"我挨饿，"瓦尔德曼写道，"是为了获取那份古老的能力——变形。"

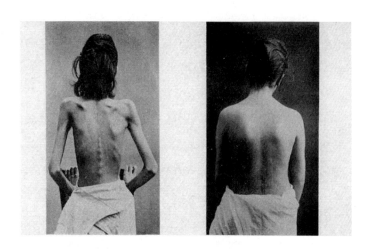

厌食症治疗前后对比（惠康基金会）

如果厌食症如瓦尔德曼所说"是一场戏剧表演"，那么西蒙娜和我就是在努力偷偷编入新的舞台指示。我想充分利用她那坚不可摧的完美主义，转而用作他途——维持健康体重。我们共同确定了一份食物清单，她要努力让自己在早中晚餐吃这些食物，单子上列出了各种食物的热量。她明白，如果达不到最低摄入量，她的身体会日益虚弱，她的心智也是。但我的干预似乎无一有效，她对胃里有一顿分量适中的餐食依然有很强的厌恶感，她的体重也持续徘徊在能够维持生命的边缘。她又两次入院，一次是因为血液里的盐浓度快使心跳节律失衡，另一次是因为血压过低而晕倒。有一次我问她："你觉得身体里是否有一部分的自己期待死亡？"她过了很久才回答。

但她终于开口时，答案是："没有。"我们见面三年后，她终于迎来了突破。这份转变，我没有任何功劳。在经历无数的医药治疗、营养师干预、入院和定期会见精神科医生后，一天，她只是简单地跟我说，她吃了一块巧克力，就感觉好多了。"就那么简单，"她说着，自己也因为明显只需要做这么简单的事而感到震惊，"我有了能量，感觉很好。我本来以为会有可怕的感觉席卷全身，有那种恶心的感觉，但并非如此。而且我只吃了一块——没有大口吃掉全部。"

"是什么造成了转变？"我问她。

"不知道——只是现在，当我对进食的想法感到恶心时，我能将其视为一种迹象，说明我的想法并不对，我其实必须进食。"

在接下来的几个月里，我记录了西蒙娜的体重回升到健康水平的过程。她回到了法学院，搬出了父母的公寓，开始约会。虽然她依然保持完美主义，但她把注意力放在关注食物的原料成分上，她的体重没有像过去三年那样下降。

很久之后，当她脸上的绒毛消失，四肢恢复了力量，体内激素调节恢复正常后，她来见我，了解避孕药的问题。"想想可怕的那几年，"她笑着说，"唯一的好处就是我的月经停了。"

"你现在还会想起那些年吗？"我问。

"有时会，"她回答说，"不过已经很模糊了，仿佛我当时被施了魔咒一样。真想知道魔咒是怎样被打破的。"

第 11 章 幻觉：恶魔之领域

人把自己关了起来，直到能透过洞穴狭缝看见一切。

——威廉·布莱克 《天堂与地狱的婚姻》

我有一个病人叫梅甘，她认为自己的手指正在腐烂。通常她都会让我检查她的指尖。她没剪指甲，里面全是污垢，我不止一次带她到水槽，一起用指甲刷把污垢擦洗掉。"你闻不到吗？"她问我，"它们很恶心。"我没闻到或见到任何不寻常处。梅甘有时会被霸凌和侮辱的声音折磨，当这些声音很强时，腐烂的幻觉也会很强。我们每个月至少见一次面，我是为了有机会检查她的状况，她是为了来拿抗精神病药的处方。她觉得药物很有帮助；而会诊呢——我觉得——帮助没那么大。我试着挖掘手指腐烂对她而言有何意义，是否象征着存在一些腐烂或溃烂之物啃食她的心理，而不是她的手指。"没有，完全没有什么象征意义，"她说，"它们真的很臭。我无法想象你竟然闻不到。"

在古希腊，psyche（精神）这个词意味着"灵魂"或"生命"，psychosis（精神错乱）意味着"生机"或"充满生命力"。在19世纪和20世纪初，这个词对精神病学家的意思有所不同：psychosis（精神错乱）是心智紊乱引起的疯癫，而 neurosis（神经错乱）则是神经紊乱引起的疯癫（这一区分现在被认为没有意义）。今天这个词是用来指代那些有着明显不真实的信念和幻觉的人——他们已经不知何为可验证的现实，这给他们带来了极大的伤害或痛苦。精神病学家厄根·布洛伊勒在1911年出版的《精神分裂症中的早发性痴呆型》中，创造了"精神分裂症"这个词，用来描述一组导致这种对现实失去把握的现象的心理疾病。他在书中证实，当错觉或幻觉变得十分显著时，"一切可能看起来都不一样了，包括人本身以及外部世界……病人失去了时空的界限"。精神分裂症中这种失去界限的状况可能会十分持久，限制病人的生活，并且给他们带来极大的痛苦。

人们为了愉悦而使用致幻药时，这份愉悦取决于这些药物带来的暂时性变化。阿道司·赫胥黎写过一篇文章探讨服用0.4克致幻药麦司卡林的效果，其标题《知觉之门》取自威廉·布莱克："消除一切迷障，知觉之门将开，万物显出本相：如其所是，绵延无止。"赫胥黎认为，大脑是一个过滤阀门，用以限制世界之壮丽与多样。他服用致幻药的目的是打开那个阀门，他特别写道，致幻药能让他"隐约地感觉到"精神病人是什么感觉。他想要引发意识状态的转变，走了捷径一般达到密宗的狂喜状态，比如禅宗教徒所描述的那样，其知觉界限也同样消失了。

禅学大师铃木大拙批评了毒品能引发超凡状态的观点，他坚称，致幻药只能让人看见现实中的"恶魔之领域"。铃木说，使用 LSD（麦角酸二乙酰胺）"很愚蠢"。"这些毒品能变幻出'神秘'的幻象，"他写道，"（但）禅宗注重的并非服用毒品之人所在意的这些幻象，而是幻象中作为主角的'人'。"铃木的弟子佐藤恒治却有不同的看法，他认为，虽然致幻药让学生进入一种"不该逗留其中"的精神状态，但能从中学到很多。佐藤讲了一个故事，有一名禅宗弟子一直无法顿悟一系列禅宗公案，直到服用了 LSD 之后，他"轻松地顿悟了这些公案"。

似乎极为普遍的是，人类的心智一直在不同世界中出出入入，改变着意识状态。儿童通过玩耍来完成这些转变，但对于成年人而言，毒品几乎在人类社会中无处不在，无论是用于转变视角、焕发活力，还是放松身心。几乎每个社会都有吸毒的传统，少数几个无此传统的社会则发展出了其他致幻的方法，例如斋戒或长时间冥想。

广义上而言，致幻药必须能引发感知上的扭曲，但不具有镇定或兴奋效果。自然界存在许多天然致幻剂，人类使用它们的历史可追溯至《印度吠陀经》——约 5000 年前。在中世纪，会周期性地暴发圣安东尼热病，整个社区在食用被麦角生物碱污染的面包后，会集体出现幻觉。这种生物碱是由在谷物上生长的真菌生成的，它们在肠道中会引发腹泻和呕吐，在大脑中则会引起头痛、产生幻觉和癫痫。食用致命性的颠茄的叶子或浆果也会引发类似效果。17 世纪一篇关于颠茄中毒的专著着重描述了幻觉的宗教性和神秘性——赫胥黎《知觉之门》的前身。

大自然有许多其他的天然药物也有致幻作用，比如某些蘑菇中的裸盖菇素和美国与墨西哥的乌羽玉仙人球。不过，最强力的致幻剂是人工合成的 LSD。其有效剂量为微克水平，约为麦司卡林有效剂量的千分之一，是人类已知的最强力的毒品：10 微克就可产生明显兴奋反应，仅 50 微克便可出现幻觉。

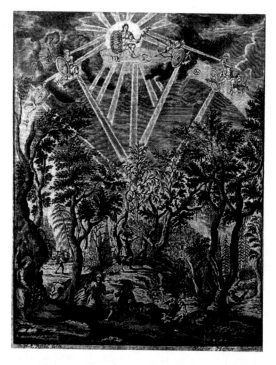

《男子食用有毒植物后的疯狂》，创作者：H. Z. 雷达尔（惠康基金会）

LSD 最早在 1938 年由人工合成，但直到 1943 年，人们才发现其效果。当时，瑞士化学家艾伯特·霍夫曼在实验室工作时，意外服用了手指上的 LSD。他以为自己已经死亡，并且到了地狱。LSD 能够对大脑产生广泛的影响，科学家尚未弄清它是如何在没有减弱或加强服用者意识水平的情况下，改变了视觉、听觉、嗅觉和梦境。20 世纪五六十年代，人们尝试用它治疗酗酒、抑郁，甚至精神分裂，但几乎没有研究能够证明它有任何持久的疗效。最近，有人提议将致幻菇中的裸盖菇素用于强化精神疗法，类似佐藤的禅宗弟子在服用致幻剂后顿悟了最艰深的公案一般。不过，LSD并非不具有危险性。许多研究显示，LSD引发精神错乱反应的风险很小——概率稳定在1%或2%左右。LSD引发的幻象似乎会转变为幻觉状态，在LSD本身被人体清除很久之后，这些幻觉状态还会存在。

在做医学生时期，我首次见识到毒品引发精神错乱之恐怖状态的人是丹，他是我在精神病科见习时认识的一名年轻的哲学学生。在首次服用LSD后，丹出现了精神错乱反应，一直出现幻觉。在多次惊恐发作期间，他会丧失行动能力。我和他谈了几个小时，谈他的体验。他个头不高，金色卷发像问号一样垂在前额，眉间有像惊叹号一般的竖纹。他的脸上零星长着一些须发，其间是一块块发红的痤疮。

他说，一天晚上，他在卧室里，出于好奇尝试了一片LSD。大约20分钟后，他注意到的第一件事是，他的床在呼吸，被子随着他的呼吸而起落。他想在一片纸上写下"床在呼吸"，但笔在纸上的触感完全不对，仿佛笔尖渗入了纸下的木头桌面。他躺在床上，望向窗外，看到天空在光与暗之间流动。"一开始并不可怕，"他说，"反而很美。"他沉醉在这些变化里，躺了一会儿。他敲开室友的门，想告诉他自己眼前的景象，但发现说出来的不是词语，只是傻笑。他说："每当我试着开口说话，就好像我必须提前在脑海把单词排列好，然后一口气把它们说出来。但它们就是出不来。"他去上厕所，看见自己的尿液是落在瓷面上的荧光绿色的水滴，明亮而美丽，像是蜻蜓的鳞片。他看着它们旋转着消散而去。

LSD 一开始让他感觉兴奋和欢欣，他想出门，欣赏他这些新的感知。他大步走出门，想在周边转转，但这种欢欣迅速消失了。他走在道路上的双脚似乎陷入了水泥之中，他耳机里传出的音乐开始从周围建筑的砖墙里砰砰作响。他的兴奋感变为一种悄然的、凄凉的焦虑感。在一个行人的帽子下，他瞥见了一闪而过的骷髅头。地面上黏着的每一块口香糖都随着距离最近的交通灯的颜色而变得或红、或绿、或黄。一阵恐慌袭上了他的心头，给他带来了一种有害的妄想：每辆车看起来都像警车，每个路人看上去都像一个威胁。

他提前结束了散步，一路跑回公寓。他注意到 LSD 也改变了他的体温——他的体温过高。他一回到房间就脱掉了所有衣服，全身赤裸地坐在卧室中央。"我不断对自己说：'能有什么事发生呢？你都回来了，在自己卧室的地上，不会有坏事发生。'"但发生的事还不少，墙上海报的边缘在移动，木地板上的油漆痕迹像幼虫一样扭动，当他低头看向自己的皮肤时，皮肤似乎在沿着体表不停地旋转移动。"连自己的身体也不安全，感觉很可怕，"他说，"但可怕的同时，也很迷人。我的手有时看着苍老无力、布满皱纹，有时又变得年轻、强健有力。照镜子时，我也能看到我的脸发生着同样的迅速的转变。"

丹就这样在房间的地板上坐了几个小时。因为害怕，他不敢关灯睡觉，也不敢离开房间。"那种感觉就好像，我之前的人生都是停靠在心智中央的一根柱子上，稳稳当当的，"他说，"而那晚我被踢下了柱子，只靠指甲发力挂在上面，而脚下是可怕的深渊。我知道，如果放手，我就疯了。"

第二天日出时，他仍然因为各种意外的幻听而畏畏缩缩，不信任所有的感觉——哪怕是脚下地板坚硬的触感。音乐一会儿巨响，一会儿寂静，他还会被余光中闪过的影子吓到。他已经 30 小时没有睡觉，幻觉因为疲倦而加剧。一想到要出门，他就会胆战心惊，不能自已。他的室友打电话给家庭医生，然后陪他去了当地诊所。家庭医生把他送上了出租车，移至当地医院的精神病急诊科。他出汗、战栗，眼睛盯着地板看，然后看了医生。

"医生说这会随着时间慢慢退去，他们是对的，"丹说，"他们给了我一些药——镇静剂，这真是一种解脱。我吃下的第一颗药就像是一颗给大脑的蜜糖。"精神病科安排他第二天复诊——他并不需要住院。新服用的镇定药物让他变得迟钝，他的思维变得混沌，必须休学一段时间。但不到三周，他就把用药剂量减至可以忽略不计，并开始学习在惊恐发作时用呼吸进行调节。在街上，他依然会在他人脸上看到骷髅，但他设法忽视这些幻觉，让自己分心。他试着理解自己的体验，恢复心智，其中一个方法就是与我这样的医学生交谈。

精神病学家 R.D. 莱恩用了数百个小时，聆听病人讲述精神错乱的经历。他的病例报告与丹的 LSD 惊恐之旅的经历惊人地相似。莱恩在《分裂的自我》一书中援引了他的一个精神错乱病人的话："我在失去自我，越陷越深。我想告诉你一些事，但我害怕。"意大利精神病学家乔瓦尼·斯坦盖利尼在《脱离身体的灵魂与失去生机的躯体》一书中援引了一位有类似的"自我瓦解"经历的病人的话："一切感觉似乎都和平常不同，都在分崩瓦解。我的身体在变化，我的脸也是。我感觉与自我失去了连接。"

有一种关于精神分裂症的理论认为，我们拥有不同的社会和心理角色，每时每刻都在进行角色综合，而精神错乱就是这份综合出现了裂痕——我们都在无意识地进行这一综合，而致幻剂会暂时将其打断。从这一角度来看，精神错乱症状和致幻剂会破坏我们在内部世界和外部世界间航行的舵盘。我们每个人都是由多种不同的身份认同组成的，而且接收着无尽的感觉意识洪流。在精神错乱期间，从这片混乱中创造出整体的能力崩坏了。虽然功能性磁共振成像出了名的难以解读，而且这项技术仍然处于襁褓期，但将 LSD 使用者的大脑进行视觉化时，可以看到，通常状况下会一起放电的神经元网络变得失调。这也许能让我们了解，构成我们的许多个自我为何会被打碎。

丹设法从自我瓦解的边缘恢复过来，他这次崩溃虽然是由毒品引发的，但也能让我从中窥视到我的一些精神分裂症病人可能经历了什么，比如梅甘。致幻剂可以让人产生幻觉，存在分裂自我的风险，对艾伯特·霍夫曼、丹和铃木大拙而言，这些幻觉是"恶魔之领域"。但对许多人而言，这些效果具有愉悦性、强迫性、成瘾性，甚至宛如置身天堂。正是因为其效果的短暂性，所以才能在某种意义上让人逃出无聊乏味的生活，为狭隘或贫瘠的生活带来广度和丰富度。但其提供的这个天堂十分脆弱，消除了体验的界限，可能会变为充满恐惧的黑暗地狱。重新确立知觉之界限，才能回归光明。

第 12 章　青春期：加速之青春

人类成熟的年龄，比其他任何动物都晚得多。

——查尔斯·达尔文 《人类的由来》

我曾经和一位睿智的、心直口快的社区助产士共事。她有四个孩子，她助人在家里生产后，会在头几天定时拜访新生儿父母，看看他们对家长身份适应得如何。我问她，工作几十年，有没有什么经验和体会。她说，有些人以大步前进的速度适应了第一个宝宝，而有些人感觉仿佛坠入了恐惧和疲倦的深渊。在她看来，家长越年轻，适应就越容易。

"你会给他们什么建议吗？"我问。

"给那些难以适应的家长吗？我对他们说，一开始的六七年里，孩子只是需要你，"她回答道，"你们必须想办法适应这一点。但接下来的六七年就很美好了，孩子了解世界，慢慢变得独立。"

"之后的六七年呢？"我问。

"他们去往你无法跟随的地方，"她说着，伤感地笑了笑，"但大多数会回来。"

在诊所里，我能看见很多婴儿、正在学走路的孩子和学龄前儿童——他们往往是因为气喘、发烧、耳朵感染和皮疹而来。有时候是因为担心他们的进食问题，有时候则是生长问题。但在大约6岁时，前来看病的频率就降低了，因为孩子能够更好地抵御感染，开始快速发育。但到十二三岁时，我会再见到他们，因为他们开始出现青春期激素剧变。

所有婴儿都会分泌性激素，我经常看见未断奶的宝宝，无论男女，出现雌激素导致的胸部组织肿胀。但新生儿的大脑对性激素很敏感，在出生后不久会开始一套敏感的反馈机制，用以阻止性激素的分泌。这套机制的敏感度在童年后期会渐渐下降，直至最终激活青春期。所以，青春期的开始并非打开了新的元素，而是释放了久被抑制的元素。

爱德华·蒙克有一幅著名的画作，创作于他居于柏林的焦虑症时期，画中是一个青春期少女，脸颊通红，目光中充满挑衅和好奇。他给这幅画取名为"青春期"。女孩坐在床沿，双手交叉放在大腿上，头发披散在肩膀上。这幅画最为惊人的地方并非少女大胆的凝视或画作的精细，而是女孩身后映在墙上形状如子宫的阴影。

一些评论家认为，阴影代表蒙克本身受到抑制的性向；另一些评论家认为，这是生殖象征或子宫的象征，或是代表着即将到来的成年生活的挑战和复杂。许多家长都欣然看到孩子愈发强壮和独立，不过有些家长则悲观地认为青春期的到来即是纯真的丧失。蒙克的这幅画暗示着，性成熟的到来像是被驱逐出了童年的伊甸园，来到成人生活的孤独和责任之中。

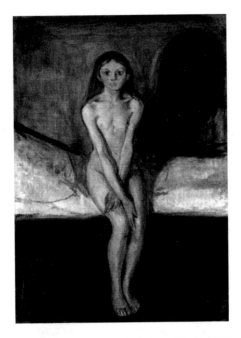

《青春期》（1895年），创作者：爱德华·蒙克

　　我认识比利·巴克斯特时，她才四岁，刚刚被我的两个长期病人收养。相比同龄人，她个子有些小，充满求知欲，动作敏捷，短短的金发蜷曲在颈后。她一进入我的办公室，就直奔玩具垫，然后跳上体重秤。她母亲埃米是图书管理员，父亲西蒙留在家照顾比利。

　　耳朵感染、胸腔感染、便秘、湿疹——开始几年里，我没少见到比利。她一直比同龄人身材矮小。如果测量100个儿童的身高和体重，并把它们画在图表上，那么"正常"范围通常是在前三个与倒数第三个之间，即"第3百分位"和"第97百分位"之间。比利一直在第5百分位，也就是正常范围的低端。比利的求知欲一直很旺盛——她在幼儿园里就很聪明，开始上学后，在阅读方面也很早熟。关于她的亲生父母，大家知之甚少。

我从来都不必到西蒙和埃米家上门问诊。当比利6岁时，她来诊所的频率也慢慢降低了。在最后一次见到她一年后，我收到了一家人寿保险公司发给埃米的问卷。我打电话过去，询问他们的近况。西蒙告诉我，比利已经不再受到感染的折磨，湿疹也褪去了，她也不再有便秘的困扰。

几年后，当比利8岁时，我在诊所名单上又见到了她的名字。她坐在我桌边的椅子上，晃着双腿，四处环视，仿佛记起了童年那些诊所之旅。她穿着有独角兽图案的裤子和印着一只猫咪的毛衣——她的发色已经随着年龄加深，扎了个马尾辫。她的体型看起来约为同龄人的平均水平——应该已经接近第50百分位了。"我是来问问脚趾的问题，"埃米说，"指甲长进角落的肉里了。"比利脱下运动鞋——每个脚趾甲上都涂了亮片。我教她如何用药棉抬起角落处的指甲，避免它们长进肉里。完事后，比利穿上了鞋袜，埃米叫她去外面等着。

"我想单独和你谈谈，"门一关上，埃米就马上对我说，"青春期什么时候开始才算正常？"

"这要看情况……"我开口说。

"因为我12岁时才有初潮。"埃米继续说道。

"比利已经来月经了？"

"没有，不是月经，但她的胸部已经开始发育了。她才8岁啊！"

"她长阴毛了吗？"我问她。

她摇头说："谢天谢地，还没有。不会现在就开始长，对吧？"

青春期发育的顺序和时间最早是由伦敦儿童健康研究所的儿科医生詹姆斯·坦纳和他的同事 W. A. 马歇尔在 20 世纪 60 年代发现的。作为一名医学生，我必须记住发育顺序，这样才能辨别出异常。骨骼发育成熟后，如果女孩尚未来潮，那可能是有潜在的妇科问题；如果在乳房或睾丸开始发育前就长出阴毛，说明存在激素问题；等等。

我的儿科学教材里有基于坦纳和马歇尔的开创性论文的卡通示意图，描绘了男孩的外生殖器、女孩的乳房和两性阴毛的发育变化，以及每个变化所处的正常年龄段。坦纳称，这些图是基于照片绘制的，这些照片是在伦敦北部一个叫哈彭登儿童之家的孤儿院拍摄的——这是一项自 1951 年开始监测儿童发育状况的研究的焦点所在。在整个研究期间，坦纳的同事 R. H. 怀特豪斯每个月都会抽两天时间来到儿童之家，一个接一个地给男孩和女孩拍摄裸体照片，并确保照片拍摄时间在孩子生日的 15 天之内。孩子们在童年时期每年拍摄两次，到了青春期则每年拍摄四次，因为青春期的变化速度要快得多。192 个女孩和 228 个男孩参与了研究。

从坦纳的研究出版物中看不出来这些孩子对于参与研究有多少选择余地。此情此景肯定看着令人不安：几十个孩子紧张地排队等待一个个进入房间，每个人在进入房间后，都需要脱光衣服让摄影师拍照。怀特豪斯的工作效率是"每小时三到四个孩子"。他拍摄的是正面和侧面照片，确认好名字，后续由坦纳和马歇尔进行评估。"利用整个身体的照片来研究第二性征的发育，"坦纳写道，"通过将每张照片与前一张照片进行对比，外生殖器和阴毛的变化显而易见。"

不过，他们收集的这些照片，对于理解青春期身体的变化，以及

发育失常时的医学干预，有着重大意义。他们两位将青春期发育分为
五个阶段，并且制作了图表，方便临床医生了解。在侧面照片中，每
个孩子的照片排列的顺序是看向年轻的自己，仿佛带着渴望回首自己
的童年。

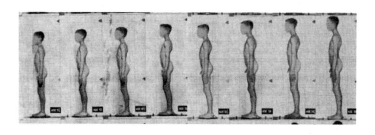

11 岁半至 15 岁典型男孩青春期发育，来自 J.M. 坦纳

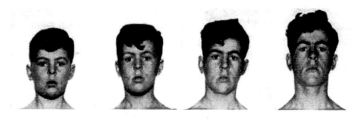

青春期面部表情之变化，来源同上

这些照片排成序列，就是一部关于青春期变化的电影。

在论文的材料与方法部分，坦纳和马歇尔称所有参与者均为"英
国白人"，而且"身体无异常，居住于儿童之家的小家庭群体里，看
护标准各方面都很好"。网络上不乏证词，称哈彭登儿童之家很不错，
但也很容易找到不幸的故事，或是愤怒地指称这里存在虐待行为。从

社会经济角度来看，这一人口群体存在偏向性。坦纳也承认，这些孩子"主要来自社会经济地位较低的阶层，一些人可能在来到儿童之家前（通常是 3 至 6 岁）没有接受过理想的生理看护"。

　　一些研究发现，儿童受到忽视，出生时体重较轻，会导致青春期提前开始，这一机制尚不为人所知，仿佛人类在进化中对童年压力做出的回应就是尽可能加速孕育下一代。这一过程被称为"早期生命规划"（early life programming），坦纳研究的儿童可能经由这一机制比普通人更早进入青春期，从而无法代表大众群体。被广泛认可的一点是，像哈彭登儿童之家的儿童这样，从资源匮乏的环境转而成长在资源丰富的环境中的儿童，相比在两种环境中保持不变的儿童，要更早进入青春期。植物也会发生同样的过程——一开始在贫瘠土壤里生长的植物，如果给予更为富饶的土壤，会繁殖得更早、更茂盛。与此同时，在美国和西欧国家，少女初潮的平均年龄整体下降，从 19 世纪中期的 17 岁左右降至 20 世纪中期的 13 岁，原因尚不清楚。*

　　比利出现青春期早期迹象的年龄的确有点小，不过根据坦纳的图表来看，她的发育处于正常区间——她的身高处于较低百分位的水平，她的青春期开始时间也处于较低百分位水平，乳房发育肉眼可视的第二阶段最早可在八岁半时发生。或许是她在被收养之前的生活影响导致了青春期提前，抑或是她的生母也有同样的问题。

　　又过了好几年，我才再次在办公室里见到比利——埃米在会诊前

---

*　1939 年，一位名为莉娜·梅迪纳的秘鲁女孩成了世界上年龄最小的母亲，年纪仅为 5 岁 8 个月的她经由剖宫产诞下了一个男孩。据称，莉娜在 1 岁左右就来了初潮。

跟我说，比利在学校因为戴文胸而遭人戏弄，而且她在 10 岁生日前来了初潮。她现在是班上个子最高的学生之一。她坐在我桌边的椅子上，身材比同龄人高大，穿着宽松的深色牛仔裤和黑色连帽衫。她不再晃动双腿，也不再饶有兴趣地环视房间，而是双手插在连帽衫前面的口袋里，肩膀前耸。

"第一个问题是痤疮。"埃米说，"额头上的你能看到，她的肩膀上也有。"她的皮肤发亮，有着斑斑点点的小脓疮。比利像是恨不得整个沉入椅子里。

"我有办法。"我对她说，然后轻轻将她的帽子往后拉了拉，方便更仔细地查看，"我会给你一些乳液，如果几个月内没有改善，再来找我——我们还有其他办法。"比利的脸上闪过一丝解脱，像是乌云密布时的一线阳光，但她仍然一言不发。

"还有膝盖——跑步时，或在学校里运动之后，她的膝盖会很痛，而且膝盖上还有肿块。快，比利，"埃米带着一丝不耐烦说，"给弗朗西斯医生看看。"

比利叹了口气，卷起牛仔裤腿露出膝盖给我看。她的膝盖骨正下方的胫骨上有敏感的硬块。

"这只是因为你现在长得太快了，"我说，"你可以把它想成是因为你的骨骼长得比肌腱要快。"我把诊室里挂着的骨架拉了过来，指着连接膝盖骨与胫骨的肌腱，展示肌腱的牵引力对骨骼的拉扯和刺激。"这种情况甚至还有个名字，"我继续说道，"胫骨结节骨软骨炎。"比利扑哧一声笑了出来。

婴儿期之后，童年期的骨骼生长速度比较平缓，但青春期性激素加快了这一速度。坦纳和马歇尔展示了身高生长速度图，曲线在整个童年期呈跳水趋势，但婴儿期急速的生长在此期间下降，只是为了在青春期伊始东山再起。虽然坦纳和马歇尔的论文使用的是客观公正的医学语言，但偶尔也会流露一些人性，表明他们关心的不仅是他们的研究，还有所有青少年在青春期时感受到的焦虑："研究中的所有女孩……在月经开始前已经度过了身高生长速度的顶峰，"他们写道，"因此，我们可以自信地向在较早年龄来了月经初潮的高个子女孩保证，生长速度现在开始减缓了。"坦纳也承认了20世纪50年代时根深蒂固的性别主义，他提到了美国心理学家 L. K. 弗兰克的一篇文章："青春期，至少对美国都市少女而言，是一个满是压力与困惑的时期；（弗兰克）尤其着重指出了这些女孩难以心满意足地接受女性角色。"

性激素对男性乳腺也有影响——向乳头肿胀敏感的青春期男孩保证说他们并不会变成女孩，这种情况并不罕见。这些症状大部分都会随着时间退去。男孩进入青春期，一开始的迹象是阴囊变松，为睾丸体积增长留出空间，以及开始出现阴毛。不断增大的睾丸分泌越来越多的睾酮，从而驱动其他的变化：阴茎体积增大，阴囊皮肤颜色变深。

阴毛的生长并非由睾酮驱动，而是肾上腺分泌的类固醇激素导致，所以女孩也同样会长出阴毛。这些激素还会导致汗腺的变化：所谓的"大汗腺"变得活跃起来，其分泌物更油腻、气味更重，而童年时期活跃的汗腺的分泌物则更像清水（问问洗过青少年袜子的人就能确认）。这些激素还会使脸部、胸部和肩部的毛孔更容易堵塞、感染，引发痤疮。无论男女，咽喉都会变长变宽，使嗓音变低沉，不过男生嗓音变低沉更容易听得出来。

青春期的变化不仅有看得见的部分：大脑也发生着巨大变化。目前暂时有观点认为，男生冒险和激进行为的增加，与大脑前额叶区域的延迟成熟相关。人们认为，我们的抽象推理能力以及对社交线索的感知能力会一直发展至20多岁。青少年的大脑对应着另一套有所延迟的生物钟，原因不明。1955年，坦纳夸张地描述了关于青春期的民间智慧：

> 一幅画描绘了突然加速成长的少年，在新获得的各种激素的影响下，他有些步履蹒跚……同时各种欲望和情感被唤醒，与他互不相容，其中许多都会在后来一点一点遭到摒弃或抑制，因为个体不可避免地会选择某一条路而非其他的路。

或是如曾经与我共事的那位助产士所言，他们去往某个你无法跟随的地方，但之后会再回来。

许多青少年都会对身体发生的巨变感到焦虑。在所有文化里，都能发现青春期情绪剧烈波动的现象，无论贫富（尽管美国的一项研究发现，非裔美国人不会对身体的改变产生焦虑，原因不明确）。青春期可能会发生激烈的心理波动，质疑身边成年人的选择与智慧——它变成了一把火，童年期自我的某些方面焚烧殆尽，而其他一些方面则在火熄灭后融入我们的成年人格中。

青春期这场大戏的最后一幕是骨骺线的闭合。无论族裔，骨骺线闭合时间都是一样的。骨骺线的闭合有特定的顺序——医生必须了解这些顺序，这样在急诊室看 X 光片时，才能辨别一片骨头碎片是因为受伤，抑或只是尚未闭合的骨骺线。股骨和肱骨等长骨可能要 21 岁时才会完全闭合，女性的骨盆可能会生长至 22 岁。

当查尔斯·达尔文开始思考青春期时，他注意到，相比于其他灵长类动物，人类的青春期来得尤其晚——黑猩猩在 6 至 8 岁就进入青春期，骨骼完全成熟的年龄比人类早 10 岁。大家认为，相比其他灵长类动物，人类女性在青春期结束时骨盆出口非常宽，其中一个原因就是人类骨盆的缓慢生长。人类婴儿的头颅与身体大小的比例在所有哺乳动物中是最高的——如果骨盆不是这样缓慢长久地生长，我们可能永远无法顺利出生。

第 13 章　妊娠：最为精细之杰作

"我的天！它就那么舒舒服服、完完整整地依偎在那里——我敢说，圣马丁巷的所有画家都无法将一个孩子画至这等情景。"

——威廉·霍加斯在看见子宫内胎儿解剖时说道

超声波扫描最早是在格拉斯哥由一位叫伊恩·唐纳德的产科教授研发出来的，此前他听说金属加工工人会用超声波扫描检测钢铁的瑕疵。因为骨肉对声波的反射不同，工人会将超声波机器对着自己的拇指进行校准。1955年夏天，唐纳德从格拉斯哥驱车前往伦弗鲁的一家锅炉制造厂，后备厢里装满了一桶桶卵巢囊胞和子宫肿瘤。他将这些人体部位的超声波图像与一大块牛排的图像进行对比，对结果感到十分震惊，甚至把机器从工厂挪到了诊室。

1958年，他把自己的发现写成了一篇名为"腹部包块的脉冲超声波研究"的论文。超声波不仅能显示出囊胞或肿瘤的轮廓大小，还能显示出胎儿头颅的轮廓维度。唐纳德开始改良技术，用以监测胎儿在子宫里的生长发育情况。几十年后，他发明的这种扫描仪器已经无处不在，我在东非和西非的偏远地区，以及印度的农村诊所里见过价格便宜、功能简单的扫描仪器。它们现在已经是必不可少的临床检查设备，用来监测胎儿的生长发育情况，确定胎盘的位置（如果太靠近骨盆，在生产时会有破裂的危险）。甚至在手忙脚乱的分娩过程中，也能用其迅速确认胎儿的准确位置。

技术的进步让今天的人们可以通过超声波看到胎儿的三维图像。互联网上满是这种图，往往是将婴儿的超声波扫描图和出生数小时后的照片并列摆放。准妈妈们会把打印出来的扫描图带到我的诊室里，在黑暗无光的背景下，有着像素颗粒组成的星云一般的轮廓，像是来自遥远太空的图像。但仔细看看就会发现，他们是最具有人类形态的图像，并非来自太阳系的外围，而是来自未来。

这些图像之所以如此令人着迷，或许是因为它们能让人窥视未来，又或许是因为孕期发生的转变在历史上很长时间里都不为人所知。这些图像的存在些许有违道德，甚至是离奇的感觉。虽然是由声波编织而成，但它们能静默地让人看到未来。

在产科做实习医生时，我会被叫去协助产前检查，一早上会检查十多位处于孕期不同阶段的女性。帘子后面有一台超声波扫描仪器，但并非作为常规使用——使用更快、更传统的方法来确认孕期是否进展正常就可以了。我进行的检查在全世界都已经标准化，流程十分固定，所以每位女性来做检查时都会带上一个网格表，上面列出要做的各项检查。网格纵轴是来诊所的日期，横轴上列出每项检查，一一对应着一个勾选框。要完成产前检查，用这个网格表就够了。

孕妇的血量会增加，心脏是为两个人而跳动（如果是双胞胎，则是三个人了），这可能会导致血压升高。孕妇的心率也可能会加快，以便适应这些变化，如果脉搏加速得尤其快，可能就是哪里出现了问题。肾脏也可能受到影响，我会给孕妇做尿检，确认没有血尿或蛋白尿。我还会给每位孕妇抽血，检查血红蛋白和血小板是否跟上了变化的脚步。大部分女性在孕期的血细胞数都会下降，因为血量增加了，血液被稀释。我还会询问她们，是否存在孕期广为人知的不适感：恶心、头疼、胃灼热或是骨盆扩张带来的骨痛。

这些检查是为了评估怀孕给每位女性的身体带来的负担。完成这些检查后，我会继续检查胎儿在子宫里的发育和变化情况。新生命可以扎根并且能够像某种神奇的水果一样长大，这是奇迹里最寻常的一种了，但它着实是一种奇迹。能够描绘出这种迅速发展的变化，我感到不胜荣耀。

首先要评估的是胎儿在子宫里的胎位，试着感受到沉重结实的圆圆的头部、弯曲的脊椎，以及更小更软、更具移动性的迷你臀部。随着孕期的发展，胎位也越来越重要，如果是头部向上（臀位），那就要与助产士讨论计划进行剖宫产还是顺产。接下来，是测量子宫本身的高度，用的不过是最原始的卷尺一把。进入孕中期之后，无论身材或族裔如何，耻骨到子宫顶端的距离几乎准确地与怀孕的周数相关。这种相关性对于变化十分灵敏，所以在孕期的最后几周，当胎儿的头部进一步沉入骨盆，为分娩做准备时，宫高也会相应地降低。

奇特拉·拉马斯瓦米在她关于自己孕期的《预产》一书中，以优雅的文笔记录了这一项产前检查令她产生的安心感：

感觉到老套的卷尺的一段贴在耻骨顶部的压力，竟然如此安心，我仿佛是一块布一样被测量。妊娠是一项精细的工作，如同服装图饰一样精确，我隆起的肚子测量得到的数据，总是与孕周数字相差不到 1 厘米。

孕期的激素会令从耻骨到肚脐附近的皮肤颜色加深，展开的卷尺会沿着这条妊娠黑线进行测量。"它把我的肚子划分为两半，就像围绕行星的环，或是鹅卵石上的石英纹路，"拉马斯瓦米写道，"这证明内里存在骚乱，那是某种神秘而古老的变化。"

产前检查的最后一个阶段是听胎儿的心跳，之后在网格表上潦草地写下 FHH——"听到胎心"——用这样专横的方式来记录如此吉利之事。如果说胎儿的超声波图像来自未来，那么这些奇怪、令人人迷的声音也是：急速而原始的心跳声，隐隐盖住了母亲本身优雅低沉的脉搏。

在处理了比利·巴克斯特的青春期早熟问题之后，我一直没再见到她，直到她 13 岁那一年——她已经结束了发育，而一些男孩在这个年龄可能才刚刚开始发育。是埃米带她过来的。她们一落座，埃米就满脸怒色地突然开口说："比利怀孕了。我不知道是怎么回事，她明显也不想开口。"比利弓着腰坐在我桌边的椅子上，脸罩在帽子里，双臂交叉，眼睛盯着地板。虽然她不知道，但她的姿势和她妈妈一个样。"孩子的父亲是谁并不重要，"比利说，"我已经不再见他了。你也不能让我打掉孩子。"

"谁来照顾孩子?"埃米说, 语气先是恳求, 而后变为胁迫, "你不能 14 岁就辍学, 天哪, 比利! "她看向我, 语气变成了乞求。"我还不能做外婆! 还不到时候! "比利的双臂抱得更紧了。她说, 她的前男友 14 岁, 她想和他发生性关系, 而且她要把孩子留下。

在我所在的地区, 有些医生受训为怀孕少女或需要身份保密地接受避孕建议的年轻女性提供支持。我拿起电话, 打给了这样一位医生, 约好时间后, 让比利去见她。我把时间地点写在纸条上, 递给了比利, 同时开了一些叶酸补充剂。"如果你确定要继续妊娠, 那就每天吃一片, "我说, "这样对胎儿好。"她叹了口气, 接过处方, 塞进了口袋里。

第二天, 那位医生联系了我, 说比利并没有现身。我给她留了言, 并且想着她也许更想见一位女医生, 所以也留下了一个时间, 她可以来见我的同事。但比利依然没有出现。

我与西蒙和埃米谈了谈, 他们都对比利感到很生气, 认为她的决定只是因为任性和固执, 而不是真心想要做母亲。除此之外, 妊娠倒是很顺利。她有一点点恶心, 比平时睡得更久, 但仍然坚持上学。她父母认为她在服用我给她开的叶酸。比利怀孕周数还早, 没到接受助产士检查的时间, 但有一套新项目——在整个孕期以及生产后头几年里对未成年妈妈提供一对一的支持。它名为"家庭护士伙伴", 这个想法在 20 世纪 80 年代初起源于美国, 最近开始在苏格兰扎根。有了额外资金, 助产士和护士也就有更多时间陪伴怀孕少女, 为她们提供支持。它维护了妊娠健康状况, 改善了婴儿的语言发育, 保障了怀孕少女的学业, 减少了后续的怀孕, 极大地提高了孩子父亲的参与程度。项目中的护士和助产士会联合比利的老师共同为她提供帮助，让她了解，13岁怀孕，14岁照顾孩子，会是怎样的情况。

伙伴项目安排了一次超声波扫描，怀孕时间约12周，胎儿是个强壮健康的女婴。

伙伴项目的护士会定期照看比利，但8周之后，我才再次在诊所看到她。她说，她的下背部开始疼痛，想要一份医生证明，让她可以不用上体育课。"情况怎么样？"我问。

"还好。"她说。这是她多年来第一次和我对视。

"做过20周扫描了吗？"

"太棒了。"她说着，脸色明亮了起来，"有时我真不敢相信，肚子里有一个新的人等着要出来。"她把双手放在肚子上，脸上的表情混合着惧怕和骄傲。"有时能感觉到她在肚子里移动，真是不可思议。"

"你爸妈呢？他们对你要做母亲这件事适应得怎么样？"

她的脸色沉了下去。

1000年来，关于助产护理的知识肯定都是在女性之间口口相传，很少用纸笔记录下来。从古时候幸存下来的为数不多的几篇著作都是由男性所写，从内容也能看出他们对妊娠知之甚少。"如果女性怀有双胞胎，而某侧乳房不圆润，那么有一个孩子会流产。"希波克拉底的一本专著中写道，"若是右胸，就是男婴；若是左胸，则是女婴。"一些女性在流产前，确实会感觉到胸部痛感有所减轻，但希波克拉底的观点却将这一观察毫无理由地与双胞胎联系了起来。

到了中世纪，助产方面的手册开始展示孕晚期胎儿在子宫里可能的姿势，以便指导人们帮助孕妇生产。这些图都很粗糙潦草，但至少承认了胎儿的发育并非奇迹，而是物质事实——与解剖学和生理学相关。男性和女性都开始想象，把手放在孕妇隆起的肚子上会是什么感觉。最早给出有用图像的是一本16世纪初由尤查里斯·罗斯林所著的教科书《人类之诞生》。它列表显示了胎儿在子宫里不同的胎位，并且对每种胎位如何最好地进行接生提供了建议。

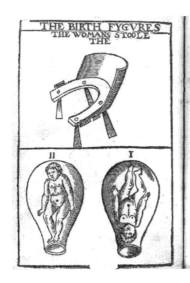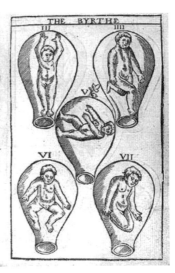

分娩椅和胎儿之图画（约1526年），创作者：E. 罗斯林（惠康基金会）

在阿尔卑斯山南边，与罗斯林同时期的达·芬奇正在努力描绘更为精准的图像。在职业生涯早期，他就描述了自己想要如何探索新生命及其发育之奥秘：

……从人类受孕开始，（然后）描绘子宫的性质以及胎儿如何居于其中，居留至哪个阶段，如何胎动形成生命并进食。同时还有其发育情况以及各个发育阶段之间有何间隔，是什么力量驱使胎儿从母体中脱出。

达·芬奇认为胎儿直到出生时才会有自己的灵魂（"同一个灵魂管控着两具躯体……母体之所欲，往往也会印刻在孩子的肢体器官上"）。不过同时代的其他人认为，灵魂在胎动时以某种方式由上帝传输至胎儿体内，"胎动"即孕妇开始感觉到子宫内有动静——通常在20周左右。他的《胚胎研究》是基于对一位在这一孕期阶段死去的孕妇所做的解剖。如同他对性交和受孕的图示类似于如今可用核磁共振扫描获得的图像一样，他对子宫里胎儿的绘制预示着3D技术的到来。

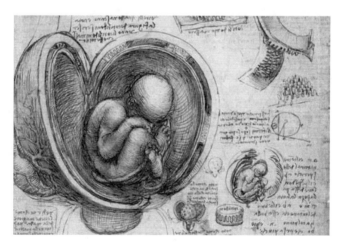

《胚胎研究》（约1513年）细节，创作者：列奥纳多·达·芬奇

妊娠的变化不仅体现在生理上，也体现在社会关系上：孕妇的肚子不情愿地变成了某种公共财产，她的选择也会遭到公众的评判。陌生人的手会自行许可般地戳戳捅捅；如果孕妇敢在公共场所喝咖啡，便会有人发出批评的啧啧声，更别说喝酒了。怀孕这件事无情地揭露了社会是如何更加强烈、更加严苛地窥探女性的身体，而对男性却不然。弗吉尼亚·伍尔芙在《奥兰多》中表达了她对此的不满："最好是隐瞒这个事实，这个伟大的事实、唯一的事实，却也是备受谴责的事实；每一位谦逊的女性都会尽力否认，直到不可能再否认；这个事实就是，她要生孩子了。"但公众对妊娠如此细致入微的观察，从另一面也展现了其本身的某种令人惊奇之处——对物化孕妇行为的痴迷。虽然对妊娠有了诸多科学了解，但是，人体内形成新生命一直有一种魔法般的魅力。那些伸过来的手也许是希望蹭一蹭喜气。

玛格丽特·阿特伍德在《使女的故事》中描写了一个反乌托邦的社会，生育率暴跌，女性被作为生育奴隶而控制起来。阿特伍德既传达了妊娠给人的惊奇感，也表现了妊娠给许多孕妇带来的谴责。一位叫奥芙沃伦的使女以胜利者的姿态走入了其他使女经常光顾的一家店里，她的肚子隆起像一颗"巨大的果实"。奥芙沃伦把双手放在隆起的肚子上，像是在保护它，又像是希望能从中吸取一些生命力。其他女性都激动地小声谈论着；虽然她傲慢地看着她们平坦的肚子，但她们仍然渴望能够摸摸她。屋子里的气氛越来越紧张，直到一位女性小声说道："臭美。"奇特拉·拉马斯瓦米捕捉到了这种奇怪的爱恨交织的感觉。"人们会盯着看，尤其是女性，目光深沉，几乎像极了男人带着欲望的目光，令人胆战心惊。"她在描述孕晚期时写道，"我开始意识到，她们看的其实根本不是我。怀孕后，我像是变成了某种镜子。人们，尤其是女性，想在你身上看见自己。"

达·芬奇绘制的子宫胎位图，直到18世纪50年代才被人超越。苏格兰解剖学家威廉·亨特在温莎皇家藏品馆看到这些图像的原图之后，立志超越它们。亨特是夏洛特王后的私人医生，声名显赫，也是皇家医学会成员。他认可了达·芬奇在理解妊娠期间变化方面所取得的巨大进展，但也表示，这一过程仍然存在许多未解之谜。他与当时在伦敦因为插画之雅致和精准而闻名的荷兰画师扬·凡·莱姆斯戴克合作，开始了他迄今为止最广为人知的鸿篇巨制《人类妊娠子宫的解剖学图解》。亨特有不少敌人，据说他自大得令人无法忍受，常被指控窃取他人的功劳。莱姆斯戴克后来评论他说："不老实、卑鄙、狡猾，用他人的功劳成就自己。"不过，他们两位合作成功地创造了一份清晰的图像，融合了科学启发性和令人想起荷兰大师的美学鉴赏性。这展示了科学发现可以是艺术的近亲，也展示了解剖学可以展现的美感。

亨特与莱姆斯戴克绘制的原始图画被保存在格拉斯哥大学图书馆。我提前打电话进行了预约——图纸保存在黑色阴森的盒子里，需要提前几日通知图书馆的员工从档案中取出来。每个盒子都需要单独一张桌子，盒子被拿出来时，我看到每个上面都标有"密件"。打开这些盒子，我发现在34个固定板上，有72幅画。必须戴手套进行操作，从盒子中慢慢拿起图画，仿佛文物出土一般。

亨特的兴趣是解决难产问题，所以他重点关注的是妊娠的最后几个月。"我真是幸运至极，才会见到妊娠阶段的子宫。"他在 1751 年 2 月给一位记者的一封信中讽刺地写道，"之后，我的所有时间都投入了其中。"这些图画就是十余次这样的"会面"之后绘制而成的，它们记录了一系列早逝的孕妇的状况，按时间倒序排列，从妊娠末期到刚刚受孕。莱姆斯戴克绘制的是威廉·亨特解剖的尸体，但也包括他弟弟约翰·亨特解剖的尸体——他们三个人可能偶尔在同一空间里工作。从亨特的通信中可以窥探到他对这些遭到解剖的女性尸体的态度，现代人听起来会感到震惊，但是在 18 世纪的伦敦，孕妇的死亡率约为五十分之一。对亨特而言，孕妇死亡是十分寻常的事，他的动力不仅来自想要了解妊娠的科学好奇，也来自想要降低孕产妇死亡率的渴望。这些版画在整个英语世界被印制分发，用以教育临床医师。

格拉斯哥大学图书馆的特别藏品部位于 12 楼，当我在四张桌子上铺展开莱姆斯戴克的图纸时，我向外俯瞰整个城市，意识到自己离伊恩·唐纳德发明超声波扫描的实验室不过几百米。胎儿图像尚未褪色，图纸上的胎儿栩栩如生，难以想象在绘制时他们其实已经死亡。

这些版画的印制版献给了亨特的君主乔治三世，想要令国王赞赏他高度不寻常工作之显著成就：

> 这份作品期望获得陛下赐予之荣誉，因其阐释了一个迄今为止鲜为人知的科学领域，从而为数以亿计人的生命和幸福所依赖的另一个科学领域奠定了基础。

由于亨特的兴趣在于减少孕产妇死亡率而不是理解胎儿发育，所以他常常对胎儿一语带过,例如:"胎儿的脐带绕颈两周,无须解释。"但莱姆斯戴克极其关注胎儿。在图a中,腹部皮肤如地幔般向后展开,隆起的子宫占据中心位置。图b展示的是同一个子宫被剖开后的样子:里面是一个足月大的胎儿,左臂伸展,手指卷曲,像是在拉扯脐带。她的头发被羊水冲下,仿佛因为出生——或死亡——的费力而大汗淋漓。

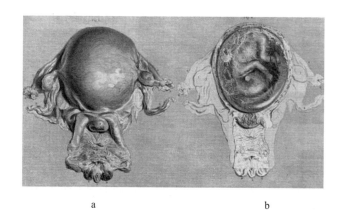

a   b

五个月孕期胎儿解剖。铜版画由 P. C. 卡诺特按照扬·凡·莱姆斯戴克 1774 年的作品进行复制(惠康基金会)

图c展示的是一个子宫内的胎儿,指尖紧握。在一幅描绘18周妊娠的图画中,细节栩栩如生,甚至能从羊膜的反光中看到莱姆斯戴克身后的窗户。羊膜被小心翼翼地揭开,所以羊水没有受到搅动。我们低头看到的是这位画家为我们展示的羊水中的胎儿。亨特是如此描述羊水的:"非常明显能够尝出咸味:蒸发大量羊水,可以得到大量的普通盐"——如同体内携带着一片海洋。

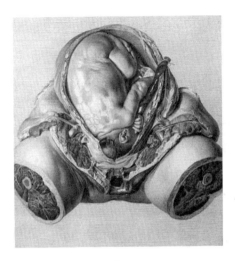

c

《自然状态下子宫里的胎儿》，创作者：扬·凡·莱姆斯戴克，收于威廉·亨特的《人类妊娠子宫的解剖学图解》（1774）（惠康基金会）

　　一些图画展示了骨盆的纵切图，如同达·芬奇对性交过程中的夫妻的绘制一样。还有一些图画的角度是从大腿之间望向隆起的子宫，如同助产士或产科医生在孕妇分娩时看到的一样。

　　在亨特与莱姆斯戴克的《人类妊娠子宫的解剖学图解》中，最后一幅图画倒序展示了体积越来越小的胚胎囊——像是一滴露水中不断缩小的水晶——直到回到最初的受孕状态。

　　西蒙和埃米接受了做外公外婆的想法。比利在41周分娩——虽然晚了一些，但对于初次妊娠而言也算正常。她经历了痛苦的26小时，包括会阴撕裂、缝合、出血、输血，在产钳的帮助下分娩。虽然她看似已经完成了青春期发育，但她的骨盆还要生长好几年。如果是在一个世纪前，她可能很难保住性命。

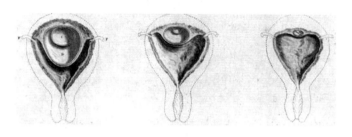

妊娠早期绒毛膜解剖。铜版画由 G. 派乐按照扬·凡·莱姆斯戴克 1774 年的作品进行复制（惠康基金会）

但她生下了一名健康的女婴，取名叫丹妮埃尔。而且如同埃米预期的一样，比利回到了学校学习，而西蒙和埃米则接过了家长的工作。我眼前出现了似曾相识的画面：西蒙或埃米会定期来到诊所，一个孩子在他们腿上跳动着，而他们会问我关于喘息、发热、红疹、喂食方面的问题。

"四口之家挺适合我们的。"有一天，埃米怀里抱着丹妮埃尔对我说，"我没想过会这样，不过事实如此。"

"比利呢？她怎么样？"我问。

她耸了耸肩。"有时候会和孩子玩玩，我换尿布时也会给我递尿布，但她从来不提怀孕的事，就好像从未发生过一样。"她低头看向丹妮埃尔，冲她笑了，挠着她的脚指头。"不过，我会盯紧这一个的，"她说，"我可不想几年后带着曾孙来诊所。"

第 14 章　巨人症：都灵的两个巨人

这里的空气中一定有令人振奋的元素，住在这里的人犹如意大利的国王。

——弗里德里希·尼采　《尼采书信选》

都灵，意大利北部城市，受法国文化的影响，林荫大道、18世纪的宫殿、清漆木材和抛光黄铜遍布全城；有步行道、法国梧桐和波河，西面和北面被阿尔卑斯山环绕。普里莫·莱维在这里自杀，弗里德里希·尼采在这里疯狂。在尼采崩溃之前，他写道："在这里，日复一日的黎明带来无垠的完美和充足的阳光。黄叶灿烂，天空和河流都是精致的蓝色，还有最纯净的空气……无论如何，这里都值得好好生活。"

都灵人体解剖博物馆位于最宏伟的林荫大道上，走进一扇不起眼的木门，上三层大理石楼梯就到了。博物馆没有窗户，能闻到地板上光剂和灰泥的味道，还有一丝福尔马林的味道。石柱和漆木玻璃柜相互交错。我曾在爱丁堡解剖博物馆工作，整理收藏标本以供展示，因此我对都灵的博物馆感到很亲切。同样是由19世纪狂热的分类学家建立，有教育学生和展示珍奇的双重作用。伊特鲁里亚人的头骨与猿的头骨并排展出，还有经过防腐处理的手和脚，长达 6 米盘绕保存的肠子，被斩首的秘鲁木乃伊，以及细节精致的女性骨盆蜡模。和爱丁堡一样，用于研究颅相学的头颅紧挨着已故名人的面具，蜡模型展示胚胎心脏的发育。两个博物馆都专注于比较解剖学——人类试图从生活的混乱中找到秩序的努力被自然无情地破坏。

爱丁堡博物馆的门口放着被绞杀的杀人犯骨架；*在都灵博物馆的门口，你则会见到一个巨人的骨架。1829 年，利古里亚人贾科莫·博尔盖洛去世时只有 19 岁，身高达到了 2.18 米。虽然铭牌没有标明，但我向工作人员询问了他的死因。他曾受雇于马戏团，死因是心力衰竭。博尔盖洛的遗体泛黄如羊皮纸，悬挂在一个柜子里，我的头刚到他的骨盆。与他巨大的四肢相比，他的头骨太小，每根长骨末端的生长板（骨骺）甚至还没有开始闭合。有一种东西促使博尔盖洛如巨人般生长，但最终也使他丧命。

如果都灵博物馆的工作人员允许，我真的很想看一眼博尔盖洛的头骨，在眼睛中间和后面，脑垂体所在的地方。脑垂体产生驱动生长的激素；它位于头骨中被称为蝶鞍或"土耳其鞍"的凹陷，因为早期的现代解剖学家注意到它与奥斯曼骑兵的马鞍相似。由于产生了过多的生长激素，他的脑垂体可能肿胀，而他的蝶鞍要比常人更宽才能容纳他的脑垂体。**

---

* 威廉·黑尔，《伯克和黑尔》中的黑尔。他们谋杀他人，并将受害者的尸体提供给爱丁堡解剖学家罗伯特·诺克斯而获得报酬。

** 垂体的意思是"鼻涕"，早期的解剖学家认为脑垂体腺体能输送黏液。

　　我也去了都灵的卡洛·阿尔伯托广场，哲学家尼采在19世纪80年代晚期住在那里。"对我来说，这是唯一合适的地方。"他谈起这里时说道，"从现在起，这将是我的家。"在广场的一个角落，我发现了一个纪念碑，于尼采100周年诞辰之际竖立。刻在大理石上的是一篇对精神巨人症的赞美诗："在这所房子里，弗里德里希·尼采了解到精神的极限，它带领他冲向未知，召唤出英雄的统治意志。"

　　1888年10月和11月的三个星期里，尼采在都灵写了他的自传《瞧！这个人》（*Ecce Homo**）。在书中，他描述了像极地探险家一样英勇的感觉："冰很近，孤独很可怕——但是所有的事情都是那么平静地躺在阳光下！一个人呼吸多么自由！"尼采认为自己是侏儒中的巨人，《瞧！这个人》中一些章节的标题为"为何我如此智慧""为何我如此聪明""为何我能写出如此杰出的书"。

　　尼采认为作为一名哲学家，他有责任鼓励人类拓宽视野，努力成为"übermansch"，这个词通常被译作"出众者"、"超越者"或"超人"。这些"超人"包括蒙田、亚里士多德等人类历史上罕见的哲学巨匠。尼采把他们想象为"创造性思维共和国"的成员："每个巨人在荒凉的时空间隔的荒野里呼唤着他的兄弟，而不受从他们下方爬过的侏儒所发出的荒唐噪音的干扰。"

　　在尼采认为是自己最好的作品《查拉图斯特拉如是说》中，有这样一段：主人公——很容易看出就是尼采本人——将一个侏儒抬到山

---

* "Ecce Homo"是本丢·彼拉多在释放拿撒勒人耶稣时对暴民们所说的话。原文为拉丁语，意思是"瞧！这个人"。

上，向他展示自己视野所及的广阔高远，而侏儒则觉得这种景象不可理解。尼采明确地将身体的高度和精神视角的高度相关联，并将这种高度和大多数思想卑微的人比较。他似乎驳斥了从12世纪索尔兹伯里的约翰到艾萨克·牛顿等学者重复的一句老话，即学者只是侏儒，他们之所以能看见远处，是因为站在了巨人的肩膀上。相反，尼采认为自己之所以能看得远，是因为自己是思想的巨人。

1888年秋天，尼采写到"一种无与伦比的至高无上的自豪感"，表达了他对"自身任务的伟大和同时代人的渺小之间的差距"的感觉。他对自己和他的使命的膨胀感继续增长。

脑垂体是身体几个激素系统的战略指挥，它不仅对生长至关重要，对愈合、性、出生、哺乳、创伤反应和维持平衡也至关重要。它位于身体和大脑的边缘。在胚胎中，腺体开始是喉咙后部的小袋；在怀孕第4周到第6周，它向上和向后迁移到颅穹隆下面的马鞍状位置。它在那里与神经联结，并与大脑的一个小突起融合，这个突起日后将成为大脑后叶。

垂体通过调节另一种激素——甲状腺素，从颈部腺体的释放来控制身体的代谢率。激素变化是腺体反应不良造成的——甲状腺机能不良十分常见，它会导致体重增加、头发脱落、感觉迟钝，以及在温暖的房间里因寒冷而发抖。甲状腺过度活跃的情况正好相反，它会造成我们体重减轻，激动得发抖，甚至在寒冷的房间里也会感到热。甲状腺与我们的活跃程度密切相关。据说，在古罗马，母亲会在女儿与男人共度一个晚上后测量她们的脖子周长，因为性接触会导致腺体膨胀。

　　脑垂体还分泌黄体生成素（Luteinizing hormone，LH）和卵泡刺激素（fouicle-stmulating hormone，FSH），它们控制睾丸和卵巢、性分化、排卵和精子的生成。通过催乳素，垂体驱动乳房泌乳（和其他功能），通过促肾上腺皮质激素（ACTH）控制天然类固醇的生产。但正是脑垂体分泌的生长激素驱动了骨骼的生长，并决定了我们的身高。

　　长骨对生长激素的反应是有时间限制的——一旦生长板在青春期结束时闭合，它们就会忽略垂体生长的命令。但是，如果脑垂体在生长板闭合后继续产生生长激素，身体的其他部分仍然可以做出反应。心脏增厚，血压升高；下巴变长，前额变得凸起，手、脚和鼻子肿胀，这种变化被称为"肢端肥大症"或"四肢肿胀"。这可能是青春期未经治疗的巨人症的结果，也可能由于成年期生长激素分泌激增（通常是由于脑垂体肿瘤）。

　　肢端肥大症的转变发生得很缓慢，大多数情况下家人和朋友很少能注意到——通常只有在几个月后，身体才会有明显变化。但是那些熟悉其特征的人可能会立刻发现。我认识一位激素方面的专家，他意识到了一个咖啡师正在发展中的肢端肥大症。一天早上，咖啡师递给他咖啡，他则递上一张名片，潦草地写着预约就诊。

　　自20世纪中期以来，通过脑垂体手术或阻止生长激素作用的药物或二者相结合治疗肢端肥大症和巨人症在技术上已成为可能。这也很有必要，博尔盖洛的心脏在19岁的时候就已经衰竭了，将血液泵送到如此庞大的身躯给心脏带来了巨大的挑战，并最终将其压垮，同时血管由于生长激素本身的作用和血压升高而产生病理性增厚。脑垂体肿胀还会导致其他问题，例如失明，这是由视神经挤压引起的。仿佛作为人类，我们的身材被校准为保持在特定的范围内。超出这一范围，生命就会变得难以维持。

尼采在《瞧！这个人》中写道："我永生的每一刻都是确定的。"这是他最后的作品之一。1889 年 1 月 3 日，他在卡洛·阿尔伯托广场上，在离他家前门仅几米的地方遇到一匹被鞭打的马。他冲过去拥抱并保护它，然后伏在地上哭泣，双臂搂住马的脖子，然后被房东抬回自己的住处。在随后的几天里，他写了一系列疯狂的信给他的通信者，包括理查德·瓦格纳的妻子科西马（"阿里阿德涅，我爱你"）和乌里琳·冯·萨利斯（"世界变了，因为上帝在地球上。难道你看不出天堂是多么的快乐吗？我刚刚占领了我的王国，将教皇投入监狱"）。他在这些信件上的签名为"狄俄尼索斯"或是"被钉在十字架的那一位"。弗兰茨·奥弗贝克是新教神学家，也是他的密友，他认识到尼采惯有的傲慢已经让位于更邪恶的东西，所以他来到都灵，并安排将尼采转移到巴塞尔的一个庇护所。

在巴塞尔，尼采在精神病院和他母亲的家之间徘徊了 10 年，之后可能因为一连串的中风而患上肺炎。他的癫狂有多种原因，包括梅毒、抑郁狂躁型忧郁症、良性脑瘤和大脑动脉疾病。他再也没有写过任何有意义的东西。这就好像统治的意志使他成为矮人中的巨人，也包含了自我毁灭的催化剂。

在都灵博尔盖洛的骨骼对面有一个小骨架，所有的生长板都融合在一起。这不是儿童的骨骼，而是生长停滞的成人。博物馆的描述是"一个和谐侏儒症的例子"，尽管身体很小，却是标准的，如孩童般的比例。在生活中，这个人缺乏人类生长激素，而博尔盖洛体内的这种激素又过量。

在一定程度上，社会给予乐观和自信的人优势，就像给予身高在平均值以上的人优势一样。科学记者斯蒂芬·霍尔在他的《尺寸很重要》一书中描述了自己作为一个身高约1.7米的人的经历，称"我们生活在一个专制的国家"。霍尔引用了18世纪德国医生约翰·奥古斯丁·斯托尔勒的观点："灵魂的高贵伴随着身体的高大。"社会学家告诉我们，高个子的人总是被认为更聪明、更有人缘、更可靠、更权威。霍尔指出，在美国总统选举中，两个候选人中高个子的人通常会胜出。*

有一次，我的一位住在爱丁堡最富裕街区的病人带着她的女儿来到我的诊所，要求我推荐一位生长发育方面的专家。她说，她的女儿已经停止生长，只有1.52米。莫莉是班上第一个进入青春期的人，现在，14岁的她正被所有同学超越。然而，她父母的身高都低于平均值。

当人们相信现代医学能够创造奇迹时，我试着用它来证明我们已经习惯了它的成功。但是我不得不告诉她，在这种情况下，医学没有任何可以提供的帮助："没什么病，"我尽可能友好地告诉莫莉，"也没有理由推荐别的医生。"我在百分位数图上标出了她的身高，并展示了她站在哪里："你停止生长的身高与你父母的身高、你童年时的

---

* 但也有例外，小布什在选举中战胜了约翰·克里，吉米·卡特打败了杰拉尔德·福特。

营养状况，以及你青春期的年龄有关。如果你过早地开始青春期的生长突增，也就不再过早地生长。"即使生长激素已经被证明为时已晚——莫莉长骨的生长板已经开始闭合。*

使用生长激素治疗身材矮小产生了意想不到的效果，身高的自然变化变得医学化。垂体分泌的生长激素在晚上达到高峰，在每天晚上睡觉后一小时内，用人工激素在皮下注射。对于那些最需要它的人来说，效果可能是惊人的，在治疗的 6 个月内可以长高一两英寸，增大一两个鞋号。

直到 20 世纪 80 年代，这种激素都是从尸体的垂体中提取出来的，但现在是在实验室里人工合成的。尽管如此，这个过程是复杂和烦琐的——人类生长激素是医学上最昂贵的治疗之一。在撰写本文时，一个疗程的成本可能是英国人平均年薪的三四倍，那些脑垂体功能正常的人最多可以获得一英寸的身高。但是如果霍尔是对的，身高与成功直接相关，那么即使是治疗人类生长激素的费用极大，也可能是一项值得的投资（尽管伦理上模糊不清）。

为了说服尼采离开都灵，人们不得不给他服用镇静剂，并哄骗他相信瑞士正在进行国事访问，以庆祝他的新皇室身份。在火车上，他唱着歌，宣布自己为意大利国王。**

---

* 尽管如《青春期》的章节中所说，她的骨盆仍需要几年的时间生长。

** 奥弗贝克说，他演唱了《瞧！那个人》中重新加工的《美妙的贡多拉之歌》："我的灵魂，一种弦乐器，/ 被无形的手触摸过，/ 对自己来说，是一首秘密的贡多拉之歌,/ 因喜悦的颜色而颤抖。"另见弗里德里希·尼采、克里斯托弗·米德尔顿的精选信件，第 354 页。

要是他多关注一些他最喜欢的哲学家就好了：亚里士多德认为美德在于找到极端之间的平衡；蒙田警告人们不要贪恋身体或智力的身材。蒙田的一篇著名文章《论节制》建议人类保持在"大自然为我们追寻的公平和失败的方式"之内。在他的哲学中，他甚至建议节制，并提供了一段可以作为对尼采豪言壮语的批判："最终，（哲学）使一个人变得野蛮和邪恶，成为宗教和普通法的信奉者。"在另一篇文章中，他警告人们不要过分关注身高："身材不高的人和巨人一样多，无论是人还是他们的生命都不是用长度来衡量的。"

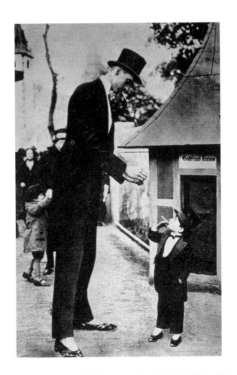

巨人与矮人，伦敦（1927 年）（惠康基金会）

第 15 章　性别：忒瑞西阿斯的双重生命

我们必须认识到人类中雌雄同体的现象。

——托马斯·布朗 《常见错误》

  20世纪90年代中期，在医学院就读期间，我在爱丁堡一所维多利亚时期建立的医院接受儿科培训，那家医院被称为"病孩子"。我在产科病房接受孩子出生前阶段的护理培训，病房在公园的另一头，步行一会儿就到了。在产科病房里，我学习如何接生，了解生命最初几分钟面临的各种危险。当我获得协助分娩的资格后，下一阶段的培训将跟随新生儿进入相邻的新生儿病房。

  我们收容的婴儿通常病重，体重严重不足，但有一天发生了不寻常的事。那是一个非常健康的8斤重的新生儿。婴儿出生时，父母大声问是男孩还是女孩，助产士倒吸一口气说："我不知道！"这个婴儿有模糊的生殖器——一个小阴茎和一个阴道。他或她身体强壮，进食良好——没有代谢或激素问题导致这种模糊。婴儿被留在医院的唯一原因是为了弄清到底是"她"还是"他"。我们对性别区别的重视程度可以从我们缠绕在婴儿手腕上的腕带体现出来，通常是粉红色或蓝色，但是我们给这个新生儿戴了白色。这对父母十分焦虑、困惑。主治这个新生儿的专家开始谈论验血、扫描和性腺活检，他们就更不安了。

那天晚些时候，我穿过公园回到"病孩子"的图书馆，在教科书中查找"性别分化障碍"。"出生时外生殖器的模糊给父母带来极大的痛苦，"我读道，"细致地进行解释至关重要。"据估计，每2000个婴儿中就有一个表现出某种程度的生殖器模糊，并且提到了测试："完整的诊断评估需要专业知识，必须考虑性功能对于个人的长期作用以及准确的性别。"这本书接着解释了绝大多数生殖器模糊的婴儿分为两大类。双性人婴儿可能是遗传意义上的女性——有两条X染色体，但是她们的阴蒂已经膨胀得像小阴茎一般，因为在子宫内激素分泌出异常高水平的睾酮（雄激素）。但是，也有的婴儿在遗传意义上是男性——拥有X和Y染色体，其发育中的生殖器对睾酮不敏感，或没有能力产生足量的激素来进行身体分化。作为人类，我们的默认设置是女性，如果XY婴儿的身体感觉不到他们血液中的雄性激素，就会发育出阴蒂以及短而封闭的阴道，而不是阴茎。

教科书中有第三类，即"真正的雌雄同体"。这些婴儿既有睾丸和卵巢组织，也有小阴茎以及子宫和阴道。要实现这一点，几个极小概率的事件必须同时发生，有几种方式可以实现。最有可能的是，一个携带单个Y染色体的男性精子和一个携带单个X染色体的"女性精子"对刚刚分裂的卵子受精，然后这两个受精的卵子融合在一起。这些真正的雌雄同体的身体组织是男女细胞的镶嵌，在医学术语中被称为"马赛克"。马赛克现象至少从20世纪30年代就已经为人所知，但直到 20 世纪 50 年代末，人们才意识到这种现象可能会导致两性畸形。

教科书以清晰但粗暴的方式说，"一个睾丸功能正常但外生殖器女性化的遗传男性更适合作为女孩来抚养"。我很好奇他们怎么会如此肯定。

分析所有的血检和扫描测试花了好几天时间，在这几天里，为了保持中性，父母称婴儿为萨姆。名字可能会容忍含糊不清，但是语言的性别特征意味着没有人能确定使用哪一个代词。这看起来不通情理，但是，"他"或"她"都有可能不正确。*而萨姆对这一切毫无察觉，高高兴兴地接受母乳喂养，增加体重。

所有的结果综合起来表明，萨姆属于罕见的、真正的两性畸形：由男性和女性细胞组成的马赛克产生了两性元素。除了阴茎和阴道，萨姆有一个子宫和一个从左侧卵巢引出的输卵管，但是右侧有一个埋藏的睾丸和输精管，输精管是成年后将精子从睾丸输送到尿道的管道。

在 20 世纪 90 年代的爱丁堡，人们对性别模糊没有足够的认识，把萨姆作为没有确切性别的人来培养——穿着绿色或红色而不是粉色或蓝色——这种选项并不存在。英语语言的本质似乎要求一个明确的决定。"她是一个女孩，"萨姆的母亲在听完我们的解释后，最终决定，"萨姆的全名是萨曼莎。"她的阴茎该怎么办留待以后决定。她秃顶的小脑袋立刻被一条花头巾装饰起来。她的床上则堆满了粉红色的卡

---

* 意大利诗人卡洛·埃米利奥·加达认为人称代词是"思想的虱子"，因为他们让人们习惯懒惰的思维方式。

片、镶有褶边的毯子和心形气球。

男人和女人的构成比 X 染色体和 Y 染色体复杂得多，萨姆就是活生生的例证。但是，现代西方文化，特别是西方医学，并不能很好地接受模糊性别和雌雄同体。几乎整个 20 世纪，正统医学坚持着儿科教科书中阐述的路线——没有男性生殖器的男孩（由于发育异常或意外事故而导致缺失）可以简单地作为女孩抚养。但是越来越多的人注意到，这些人中的许多人从青春期开始，对分配给他们的性别感到不适。早期介入的激素疗法似乎在性别确定方面有一定的作用。人们也注意到，虽然 XX 婴儿因为阴蒂增大而被当成男孩抚养，但他们对女性身份的偏爱程度更高；2005 年的一项研究表明，这一比例为 12 %。而 XY 婴儿作为女孩抚养，但后来自我认知为男性的比例则低至 5 %。

现代医学最近才开始理解性别认同的流动性，但是几千年前，古希腊哲学和神话已经探索过这些概念了。柏拉图的《会饮篇》中提到剧作家阿里斯托芬关于爱情的热忱探讨。他说，最初有三种性别，而不是两种：男性、女性和雌雄同体。每一个都包括四只手、四只脚、两套生殖器和两张面朝相反方向凝视的脸。完全男性的生物来自太阳，完全女性的生物来自地球，而雌雄同体的生物来自月球。

这三种原始而强大的生物开始威胁众神，所以宙斯将他们分成两半，"就像用头发割开一个鸡蛋一样"，于是他们的数量翻了一倍，却迫使每个人永远寻找他或她的另一半。那些曾经雌雄同体的人变成了异性恋者，可以繁殖但容易通奸。完全的女性变成了女同性恋者，而完全的男性变成了男同性恋者（"最好的男孩和青年，因为他们最具

男子气概的天性"）。阿里斯托芬是一位喜剧剧作家，他似乎早就预期
自己会被人嘲笑。"这是我的爱情之路，"他在《会饮篇》中说，"虽
然和你的不同，但我必须请求，你不要因为你的嘲笑而攻击它。"

从远古到文艺复兴时期，医学和其他著作中有许多例子表明，男
性和女性不是对立的，而是具有共同的本质特征，并且能够改变立
场。从亚里士多德和盖伦的解剖，到托马斯·布朗的推测：在科学史
上的大部分时间里，女性和男性之间的过渡不仅被认为是可能的，而
且常常被认为是意料之中的。仅仅约 200 或 300 年前，随着启蒙运动
对理性主义的强化，这种流动性才被取代。

另一个希腊故事——先知忒瑞西阿斯的神话，则证明了人们对性
别灵活性的迷恋。年轻的男人忒瑞西阿斯在森林里行走时遇到了一对
正在交配的蛇——这是双性恋的象征，也是厄运的预兆。他没有逃避
看到蛇的厄运，而是击打它们的背部。雌蛇被他杀死，而忒瑞西阿
斯立刻变成了一个女人。蛇是转变的象征，因为蛇会定期蜕皮。在
她的新皮囊里，忒瑞西阿斯成了底比斯的一个妓女，后来成为母亲。
7 年后，她又遇到了正在交配的蛇，这次她袭击了雄性，并迅速恢复
了男性的形态。

奥维德在忒瑞西阿斯的故事之后，讲述了一个下流的酒馆故事：
宙斯和妻子赫拉争论男人和女人哪一方在性爱中享受最大的快乐。作
为唯一一位古代变性人，忒瑞西阿斯被请来裁决。他做证说，如果性
快感由十部分组成，那么女性享受十分之九，而男性只享受其一。这
是个奇怪的故事，鉴于西方只有大约三分之一的女性在异性性交中达
到高潮，相比于性高潮的事实，这个故事或许更能反映男性的焦虑。

塔里克告诉我，他从小就知道自己应该是个女孩。他既不是异性恋也不是同性恋，他对性不感兴趣。作为一个男孩，他对芭比娃娃比对玩具士兵更感兴趣，曾经因为穿姐姐的衣服被斥责。表面上看，他是一个冷静好学的孩子，但是对他性别的焦虑在整个青春期如旋风般激烈。他成了一名学者，当我们三四年前见面时，他刚刚开始一段漫长的学术休假。休假的空闲让他第一次有机会考虑改变自己的性别身份。"你是我告诉过的第一个人，"他啜泣着说，"我不能再这样下去了。"

自从我学医时起，神经发育研究已向前迈了一大步。一个没有阴茎的男孩应该被简单地当作女孩抚养，这种主张越来越受到人们的反对。性别差异的因素深深植根于大脑和激素——性别认同感不仅仅来自社会化。双胞胎研究表明，同卵双胞胎对出生性别不满的发生率高于异卵双胞胎，这意味着性别认同至少部分与基因有关。其他研究发现，导致男性睾酮分泌减少的染色体异常可能会导致男性更加渴望转变为女性。

直到最近，性别差异化一直被认为是一种异常。美国精神病学协会于1952年出版的第一版《诊断和统计手册》直截了当地把性别差异化列入"性变态"的分类中。1968年出版的第二版手册保留了同样的分类，尽管那时《金赛性学报告》已经扩大了对性多样性的认识。1980年出版的第三版《诊断和统计手册》创建了新的类别"性别认同障碍"，这一分类延续到了1994年的第四版。2013年，第五版将"障碍"一词改为"焦虑"，这种心态意味着痛苦和苦恼。这个术语也因为排除了那些完全接受后天性别的人而受到批评，现在开始使用更中性的术语"差异"。

塔里克曾经极度焦虑：每天早上醒来时，他的心都沉到谷底，因为他知道自己将面对作为男人的一天。他感到抑郁，睡眠质量很差，躁动疲惫。他的身体让他恶心，尤其是胸毛和胡须、下颚线、阴茎和阴囊。他几乎无法触碰自己的生殖器，只能在黑暗中快速清洗。

英国和美国的医疗指南都要求变性手术前，意向人至少要在 12 个月内完全扮演"意向的性别角色"。当我们开始讨论性别转变时，塔里克告诉我："我讨厌那种'生活在角色中'的说法。对我来说，这是最真诚的生活。"在当地性别认同诊所的支持下，他克服心理上的困难，告诉了他的同事、父母和兄弟姐妹，并开始以"特雷莎"的身份生活。

忒瑞西阿斯在攻击一条蛇后立刻改变了性别，而我开始用药物转变性别的过程则缓慢得多。第一种药物是非那雄胺，它可抑制体内最强力的睾酮的产生。这种药物用于收缩前列腺，小剂量使用有助于延缓男性秃顶。这种药只能说是部分成功，不算特别有效。几个月后，我们就开始亮丙瑞林注射疗程。最初是每月一次，一旦她的身体习惯了亮丙瑞林，频率就变为每三个月一次。亮丙瑞林抑制脑垂体分泌促性腺激素，并使睾丸萎缩——可能导致皮肤潮红、性欲减退和骨骼弱化。在亮丙瑞林注射疗程完成的几周后，我们开始雌激素治疗，使身体更加女性化，促进乳房发育，但是这会导致血液凝块，并略微增加中风、心脏病和乳腺癌的风险。

上述治疗花了几年时间，而特雷莎过渡的最后阶段将是最困难的。手术切除睾丸和部分阴茎，然后用阴茎皮肤创造一个盲端阴道。整个变性手术分为两个阶段。每次手术后，特雷莎都需要几个月康复。身体自愈力可能会与身体的新状态背道而驰：首先，变性女性必须每天使用扩张器保持新创造的阴道畅通，并定期用消毒液冲洗。阴囊皮肤的一部分被折叠并缝合成阴唇的形状。

特雷莎的伤疤愈合后，她的焦虑立刻被欢欣取代。她回到大学的教职，回到了她在性别转变前平静、勤奋的生活。她告诉我，她的学术工作比以往任何时候都好。另一位变性女性在开始雌激素治疗后不久告诉我，雌激素不仅仅影响身体的形状和毛发分布："我的大脑喜欢这些激素，感觉好像一个丢失已久的齿轮终于就位。"特雷莎仍然对性或寻找伴侣不感兴趣，她仍然面临着巨大的挑战：来自同事们的嘲笑和反对；父母的失望和怀疑；街头骚扰；持续的激素治疗；以及与胸部和面部毛发生长的永不停止的斗争。但是她现在睡得很安稳，醒来时的恐惧也消失了。

即使在30年前，从塔里克到特雷莎的转变也是不可能的。变性手术的难度更大，而且可供选择的手术相对初级。尽管实现性别转换的科学和外科手术是相对较新的现象，古典医学对于性别和性别分化的观点预示着变性的可能。古典医学基于这样的假设，即男性身体比女性更温暖，母亲子宫的温度决定了你会发育出男性还是女性的生殖器。盖伦认为，生殖器官基本是一样的：阴囊是外翻的子宫，阴茎是向外延伸的阴道。要把一个女人变成男人，只需要加热骨盆，器官自然会"挣脱"并外部化。这是很荒谬的观点，但它确实允许性别存在于一个光谱上的可能性，而且肯定了我们都有性别转变的潜力。

这种想法从古典时期流传到中世纪，直到文艺复兴时期。16世纪的法国哲学家蒙田和与他同时代的外科医生都讲过女猪倌玛丽的故事，她追赶猪群时奋力跳过一个沟渠，把阴道"挤压"到了外面，成为阴茎。她变成了一个男人。这一转变得到了一位主教的确认，玛丽重新受洗，以"杰曼"的身份重生，并被尊为国王的朝臣。杰曼的新性别受到人们的欢迎，因为他的转变显然是出于上帝的旨意，而非自己的选择。杰曼很可能是 XY 男性，阴茎不是突然长出的，而是在几个月内逐渐发育；他的激素状况降低了睾酮向最有效的形式转化，所以在子宫中发育出女性生殖器。杰弗里·尤金尼德斯的小说《中性》中的女 / 男主角完整地呈现出这个变化过程：青春期激素的分泌导致阴茎和胡须的生长、睾丸下沉，以及声音低沉。这种特殊的遗传状况在多米尼加共和国一个基因限制的社区中相对常见，经历这种状况的人被称为 huevedoces，即"12 岁的睾丸"。

　　蒙田还讲述了另一个性别转变的故事，一个叫玛丽的女人决定以男人的身份生活。玛丽在一个遥远的小镇成为一名织布工，爱上一个女人并和她结婚。他们共同生活了"四五个月，并能满足他的妻子"。可是后来一个家乡故人认出了他，并且举报他。当局把他当作女人来审判。玛丽因"使用非法设备弥补性缺陷"的罪名被处以绞刑。在那个时期的法国社会，上帝的行为是可以接受的，但是玛丽的转变被认为是一个放荡的选择。

　　1931 年，德国医生费利克斯·亚伯拉罕发表论文，描述了一种新手术的过程。这种新手术是由柏林的戈尔班德医生对两个患有性别焦虑症的人实施的。第一个病人是多拉.R，他小时候曾多次尝试切除他的阴茎。第二个病人叫托尼.E，亚伯拉罕把他描述为"同性恋"和

"异装癖"，他只有穿女装才感到舒服。"托尼.E在接受手术时已经52岁了，"亚伯拉罕补充说，"他一直等到妻子去世后才做手术。"*

戈尔班德的"阴道成形术"是在骨盆肌肉中制造出一条通道，从会阴穿到腹壁。新形成的空腔随后被外皮为大腿处移植皮肤的橡胶海绵填充。亚伯拉罕总结了他辅助手术的过程，得出临床病例报告的结论：

> 人们可以对这种手术提出异议，可以认为这是毫无意义的奢侈手术，因为病人也许会在一段时间后回到医生身边，要求更多的手术。这当然有可能发生。对我们来说，决定给病人做此处所描述的手术并不容易，但是患者不应被无视，因为他们的精神状态可能导致自残或其他危及生命的行为。从其他案例中，我们了解到一旦医生不满足他们的愿望，异装癖确实会严重伤害自己。

继戈尔班德的简单阴道成形术之后，直到20世纪50年代，摩洛哥的乔治·比鲁医生才开始利用阴茎皮肤的倒置来创造阴道——一种更干净、更容易愈合的阴道成形术。据说，20世纪六七十年代，数百名跨性别女性来过比鲁的诊所。他在1973年对外表示："我不会把男人变成女人。我只负责把男性生殖器变得更有女性特征。其余都由人的脑子负责。"

可以说比鲁是正确的。现在已知大脑中构成激素和情绪调节系统的一些结构，显示出性别差异。荷兰的一项遗体研究发现，跨性别女

---

* 同年，出生在丹麦的跨性别女性莉莉·埃尔伯（原名艾纳·韦格纳）因骨盆子宫植入手术后的并发症而死亡。

性的下丘脑与自然女性有着共同的神经元特征。这些相似性是在变性手术之前还是之后产生的（即是先天的还是由于行为或激素的变化）没有被进一步澄清。但无论如何，在她们的"大脑"中，变性女性是可识别的女性。

性别、性和大脑发育还有很多未知领域有待探索。但越来越明显的是，我们作为胚胎在子宫中发育时，有一些关键时刻决定了我们会成长为男性、女性或两性之间。大脑中的神经元结构能反映出这些不同。这并不否认身份表达受到个人和文化背景的巨大影响，也并不质疑我们的身份认同会在不同的社交互动中不断变化。

展望未来的几年，人们将会对性别认同越来越了解，手术技术也将不断改进，许多曾经被认为不可能的性器官再造术现已逐渐实现，子宫移植在技术层面上成为可能。2014 年，接受子宫移植的女性成功分娩。尽管还没有变性女性成功接受子宫移植，但很多人表达了这样的愿望，而这一愿望很有可能在未来几年实现。

作为医生，我的职责是减轻痛苦和促进健康。我对性别再分配的兴趣（或许多跨性别男女更喜欢用"性别确认"来表述）主要在于它是否减轻了病人的痛苦，并帮助他们过上自己想要的生活。性别差异是我们社会性别两级化的一面镜子，无情、强烈地要求我们做出选择。现在大家都知道，强迫做出选择是有害的，而且没有足够科学证据的支持——对身份认同流动性的宽容于我们所有人都有益。玛吉·纳尔逊在她的书《阿尔戈英雄》中，引用了其伴侣对性别表达模糊的人必须选择性别二元论体系中的一端的现象的厌倦（"哪条路都不对"），并指出所有人都在经历不断的转变，不分性别："内在看来，我们是两个正在彼此身边经历转变的人，是彼此不太严格的证人。换句话说，我们正在变老。"

有一个群体认为变性手术可能是一个错误——医学界对激素和外科手术转变的制约和障碍虽然巨大，但对他们来说仍然不够。作为一名女性生活了20年后，"埃朗·安东尼"和忒瑞西阿斯一样，再次转变为一名男性。在接受《卫报》采访时，他称自己的旅程为"第三次穿越"："我无法与人交往，最终开始接受治疗，想了解为什么我无法开始一段关系，为什么我的身体如此紧张。我最终意识到，这一切都与试图表现自己为女性有关，这对我的身体来说是不自然的。"他小时候遭遇霸凌，觉得自己处于森严的男性等级制度的底层；通过治疗，他意识到他童年时对女性身份的认同反映了一种无意识的逃避需求。埃朗面临的最大障碍之一是变性群体内部的批评。"变性群体的主流十分支持变性手术，成为其中为数不多的异见者十分艰难。"他说道，"但感觉有更多的人在谈论逆变性，也有更多的临床医生有兴趣寻找其他方式来应对性别焦虑。"

T. S. 艾略特在《荒原》中描写被困在两种生活之间的痛苦，因为不能被任何一边完全接受而遭受折磨。他选择的寓言人物是忒瑞西阿斯，"在雌雄两种生命之间悸动"。从一种性别过渡到另一种性别需要勇气和决心，但是在二元分化的性别文化中，能够以模糊的、雌雄同体的身份存活也是如此。大自然中，在两性间的某个位置生存不仅是可能的，而且是普遍的。科学、医学上的证据和模糊性别的人的证词都能表明，忒瑞西阿斯的两种生命之间的距离不必如此之大，也不必非此即彼地做出选择。

第 16 章　时差：容纳天空的大脑

头脑比天空更广阔，因为，把它们放在一起，前者能轻松地包容后者，还有你。

——埃米莉·狄金森

我曾作为驻地医生在南极科研站生活了一年，一年中几乎有四个月没有阳光。冬季，地球的倾斜让这块大陆处于阴影之中。但是，天不总是黑的，天空不停地变化，有很多景观值得欣赏。* 离开哈雷基地时，我已经养成抬头看星星的轨迹、流星雨或缓慢爬行的卫星的习惯。月光映照在冰上。在那个纬度，极光每周甚至每天都会出现，漫天壮丽的光辉，让苍穹显得更深邃。在隆冬的一天，将近两个月的黑暗后，我们增加了另一个光源——点燃一堆火。我们叠起木板，然后把它们点燃。

在冰上用篝火取暖是很独特的体验。我们脚下漂浮的冰架，厚度

---

* 我在《南极帝国：冰雪、静默、帝企鹅》中描述过我在南极科研站的一年。（伦敦：Chatto 出版社，2012）

可达数百米，牢牢地连接着海岸。几千年来降落在南极洲的雪像冰川一样缓慢地流到威德尔海，形成冰架。随着火势越来越强，压实的雪融化了，渗出地表，火焰在火坑中越陷越深。在基地的南面，可以看到大陆的轮廓沿着南极的方向上升。冰雪大陆沉重地伏在星星和极光下，好像表示着臣服。隆冬之夜，我们背对着南极，用篝火烤着啤酒瓶，防止它们结冰。在火焰边的几小时，我们沐浴在温暖和光亮中，努力不去想我们所处的环境有多陌生，我们离爱的人有多远。

对一些人来说，迄今为止的冬天特别难熬。睡眠变得躁动，一觉醒来仍然觉得很累。作为智人，我们最能适应热带天空的节奏，长年累月地缺乏阳光使我们的生物钟失常。一些队友的生物钟指针"自由滑行"，意即体内的计时器不再是 24 小时制，而是滑向更短或更长的区间。自由滑行会导致令人头晕、筋疲力尽的永久时差感，因为身体试图以比 24 小时更短或更长的节奏运转。

人体内的时钟被称为"昼夜节律"（拉丁文"circadian"，意即"几乎一天"），夜间大脑松果体分泌的褪黑素掌控着节律。当我们在温带或热带地区时，松果体自身的节奏通过天空明暗交替来校准。在极地的冬天，由于没有自然光，早起型人的松果体会认为一天只有 22 或 23 小时，体内的"一天"就缩短了。而夜猫子的松果体则默认一天有 25 或 26 小时。*当你的昼夜节律不再是 24 小时，而你仍试图按计划睡觉，其实是强迫你与自己的生物钟不同步。但是，随心所欲地睡觉会破坏基地的日程，破坏这个小社会脆弱的和谐——在基地与世隔

---

* 这些特征有可识别的基因编码，"时钟基因"可以预测你是习惯早睡还是晚睡。

绝的 10 个月里，我们只有 14 个人。作为医生，我的职责是照顾科研站人员的健康，同时研究更多的灯光能否让每个人的生物钟跟上时间。我尝试用灯箱补充基地昏暗的荧光灯，一整个冬天用白光和蓝光交替实验。

昼夜节律不仅影响我们的睡眠，还影响体温、血压、生化机能、心理等各方面。光线是塑造时间感的第一要素，可是醒来后的锻炼、严格的用餐时间表也能产生影响（肝脏能根据进餐时间调整相适应的生物钟，就像大脑能根据睡眠周期进行调节一样）。松果体通过视网膜或大脑中被称为视交叉上核（简称 SCN）产生的神经节细胞了解季节和环境光条件。这些神经元是"第三只眼"，使人们在不知不觉中让身体意识到黑夜和白昼的流逝。它们对光谱蓝端的光更为敏感。*

室外气温低至零下 50 摄氏度，但是每天"下午"我都会在基地 3 公里外的雪道上滑雪。有月亮时，我在月光下滑雪；没有月亮时，我便就着星光滑雪，有时是极光。我希望在固定的时间用视网膜收集光亮以便让大脑感觉到一天中时间的流逝。

地球上最简单、最古老的生物蓝绿藻也有昼夜节律：在白天，特殊的蛋白质像遮阳伞一样聚集在 DNA（脱氧核糖核酸）上，以防止太阳辐射的伤害（在黑暗中，这些蛋白质会移开，让 DNA 正常工作）。原始海洋中最古老的生物可能以比我们今天所习惯的更短的节奏工

---

* 甚至有些人是"皮质盲"，对光没有自觉的感知，但"第三只眼"继续让生物钟严格按照时间运行。

作，仅 22 小时，因为地球在它们进化时的自转速度比现在更快。那时没有臭氧层，所以保护 DNA 免受严酷、未过滤的阳光直射显得更为重要。控制我们生物钟的基因似乎是从保护、修复 DNA 的原始蛋白质进化而来。

人体的许多细胞——不仅是松果体或肝脏——都有所谓的分子振荡器，生成的基因表现出 24 小时的周期，电活动在一个周期内各不相同。身体的分子遵循化学规律。一般来说，化学反应在热天进行得更快，在冷天进行得更慢。但是生物钟基因和它们生成的蛋白质与温度无关，与时间保持同步——这对于昆虫、植物和其他没有温度控制的生物来说至关重要。

时差之所以存在，是因为每当我们进入黑暗和光明的新节奏时，我们的身体有一个减缓调整速度的刹车踏板。这是一种抵抗变化的方式，身体谨慎地转变成新的节奏，正是这种谨慎使我们免于过于迅速适应新时区所带来的冲击。如果生物钟能快速轻松地重置，我们的祖先可能会在满月时，或是在旧石器时代篝火派对流连忘返到夜深时完全失去平衡。但是，我们的生物钟必须能够调整——如果完全没有弹性，我们就不可能作为一个物种从热带移动到温带和极地地区，那里的日出和日落时间在春分秋分前后会迅速改变。时间感的可调性使得人类能够跨越广阔的纬度，就如同今天帮助我们适应经度改变所造成的时差。

几年前，牛津的几个细胞生物学家发现了时差调整的"刹车"原因：当光线照射到我们视网膜内的神经节细胞时，SCN 的细胞开始生成数百种调速细胞、让它们适应新环境光的基因。但是，另一种蛋白质*随即出现，在新生成的基因刚开始活跃时就将其关闭。对新节奏的调整被延迟，直到日复一日的曝光压力变得无法抑制。研究人员创造了没有这种分子制动的转基因小鼠；这些新老鼠在一两天内适应了人工诱导的 6 小时时差反应。这让科学家充满希望，期待有一天能发明出治疗时差或帮助轮班人员适应日夜班转换的药物。

我离开南极已经 10 多年了，但我在行医时仍会遇到日夜节律问题。我们身体的节奏经常与社群节奏和工作节奏不一致；与 20 年前相比，西方人每天在自然光下花的时间平均少了一个小时，在屏幕前的时间不断增加，蓝色光线塞满了我们的大脑。轮值工作很普遍——尤其是在医疗保健领域，而迅速在不同轮班间转换意味着让自己永远处于时差状态。大家都知道轮值工作会导致注意力不集中和肥胖——睡眠时间不规律会让人更饿，渴望更多的碳水化合物，而缓慢、失调的新陈代谢会加速引发糖尿病和心脏病，或加剧病情。

冬令时来临，时针拨慢一小时，对很多人来说这感觉仿佛一扇门正在逐渐关闭，或者是情绪和注意力的窗帘逐渐拉起。"冬季忧郁"是描述这种现象的一个名字，"季节性情感障碍"是另一个名字。赫尔曼·梅尔维尔在《白鲸》中描述了这种情绪："每当我发现自己的嘴角变得冷酷；每当我的灵魂里又是潮湿，毛毛雨下个不停的 11 月……"为摆脱冬季的抑郁，《白鲸》的主人公伊什梅尔远赴南海，但我们大多数人都没有这个机会——我们必须找到一种与冬天和平相处的方法。

---

* 这种蛋白质被称为盐诱导激酶 1 或 SIK1。

在苏格兰的冬天，保持生物钟的正常运行和在南极一样艰难。我在南极洲进行的研究表明，天蓝色灯箱能改善睡眠质量，但并没有让队员的生物钟接近 24 小时。战胜冬季忧郁、维持生物钟、克服时差的最佳方法在世界上任何地方都一样：作息规律，饮食健康，每天锻炼，最重要的是，尽可能晒太阳——来自天空的自然光通常比人造光明亮很多。当我记起我在南极，在广阔、如扩大的瞳孔般漆黑的天空下日复一日地滑雪，我会感激流星和极光的壮美，以及月亮的相位和星星的轨迹。我的眼睛，作为收集光的器官，被恩赐了无与伦比的美丽。但现在我也很感激我的眼睛，它们作为时间的器官，让我的整个身体正常运转。

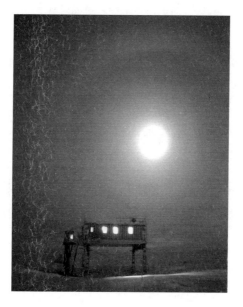

哈雷研究站，南极，仲冬满月（2003 年）。摄影：加文·弗朗西斯

第 17 章　接骨：愈合的代数

治疗骨折并不困难，几乎任何医生都会。

——希波克拉底 《论骨折》

在完成南极的工作一年后，我前往西非，去协助我的朋友、儿科医生斯蒂芬的工作。他当时正在研究营养不良现象，并在冈比亚和塞内加尔边境附近开了一家乡村诊所。诊所挨着一个小村庄，在接待病人的同时进行研究：轻伤、感染、孕期护理、营养咨询。那里没有 X 光设备，药物也很少。每天早上吃早餐时，我会看到一条长长的队伍从诊所的前门沿着有树荫的小道，一直延伸到树林里。那时我对农村热带医学没有经验，但我想学习。

那时是 4 月，一年中最热的时候，气温上升到 40 摄氏度以上。在一天中最热的时候是不可能工作的，我只好躺在两棵树间的吊床上休息。撒哈拉吹出来的灼热的风仿佛熔炉内的热浪，让皮肤更加滚烫。一年之内，我的皮肤经受了 100 摄氏度的温差——从南极的零下 50 多摄氏度到非洲的零上 40 多摄氏度。秃鹫坐在尘土中喘着粗气，张开翅膀散热，就像企鹅在南极温度接近冰熔点时所做的一样。

太阳很快就落入地平线，几乎没有傍晚。但是当一天的临床工作结束，气温变得更能忍受时，我会在村子里散步。虽然那是遥远偏僻的地方——下午5点后电话没有信号，互联网连接技术也很原始，但还是能感受到外面的世界。村里的一间土屋里开了家面包店，当面粉从海岸运来，店里的烟囱冒着烟，我们就知道能买到法棍了。有一家毛里塔尼亚小贩经营的小店，出售中国制造的灯笼和水桶。这些货物是黎巴嫩商人进口的，他们在大西洋海岸已经定居了一个世纪。小贩在工作时，会收听英国广播公司世界广播服务的阿拉伯语频道。

如果有时间，我会继续往河边走，走过舒展的杧果树，沿着两边种着猴面包树的大道，穿过与人同高的黄色芦苇。芦苇后面有方形的干涸土地——在雨季是肥沃的稻田，然后是泥滩，远处还有河流的褐色浮油。我从小到大见过的都是北欧可信赖的河流，这里的河则完全不同。咸涩、不可预测，一片泥泞的油污，被撒哈拉边缘变幻莫测的雨水滋养。当我走近时，肺鱼扑通一声掉进洞里，沉重地喘气。在这片土地上，意料之外才是常态。

"几何"的意思是"测量地球"，将其作为一门科学是源于古埃及。在肥沃的尼罗河三角洲，在水位上升和下降的周期中，几何用来计算农业用地。其基本文本之一是欧几里得的《几何原本》，著于公元前300年左右——据说是有史以来最有影响力的文本，仅次于《圣经》。《几何原本》从定义术语（"线只有长度而没有宽度""边界是物体的边缘"）开始，然后假设各种公理（"整体大于部分""凡是直角都相等"）。根据这些定义和公理，它构建了一个完整的数学世界，然后对之进行规整。书页上写满了证明。最著名的是证明等腰三角形的两个底角相等。在中世纪，学者们把这个证明命名为"驴桥"，因为理解定理有困难的学生不太可能继续进步。

在学生时代，我很喜欢数学。我喜欢它的沉默，喜欢它鼓励无限想象的方式，喜欢它可靠地给出简洁的结论。掌握每个新技巧都很令人愉快。这样计算圆的周长，那样计算斜边的长度，这样计算曲线的斜率。微积分特别让人有满足感——它简直是一种算术魔术。把一串字母和数字转化成一条伸展的抛物线，能给我带来意想不到的快乐。

我了解到微积分的发明者之一是艾萨克·牛顿。对他来说，变化是一个普遍的、基本的过程，一切能用代数形式测量和描绘的事物被称为"流量"。他的学说整合了不断变化的数字乱流。他发明了微积分来描述每一流量的变化率，称之为"流数"。

代数的英文单词"algebra"其实是阿拉伯语"al-jabr"，意思是"接骨"。尽管古希腊文本中隐隐提到代数，例如欧几里得的《几何原本》，甚至古希腊医生盖伦的著作中也有提及，但我们今天所熟知的代数是在公元9世纪的巴格达发明的。把代数命名为接骨是因为它将方程的两边分离、平衡，然后找到解决方案——就像断掉的骨头可以被拉开，然后再愈合一样。在西班牙南部，因为受到阿拉伯文化影响，直到现代，接骨师和理发师都被称为"algebristas"（代数学家）。

数学最令人安心的就是能保证同类型的方程能用同样的方式解开，但人体的治疗方式并不像数学公式那样完美，每个人、每个人受的伤都不一样。数学可以探索超验的奥秘，例如素数达到无穷大，或者负平方根的不可计算。而人类治疗的事业更为混乱，却同样神秘。

一天下午，一个 8 岁的男孩被抬进冈比亚诊所，他从 3 米高的杧果树上摔下来，伤了一条腿。他无法行走，痛苦地哭泣，不让任何人给他做检查。斯蒂芬在他左侧大腿根部的腹股沟注射了局部麻醉剂，麻醉了大腿，让男孩伸直了腿，臀部摆正。他的左腿看起来比预期的要短，左膝翻向一边——这两个迹象都表明他的股骨骨折了。这是危及生命的伤，股骨骨折可能会因腿部失血或因无法移动感染肺炎而死亡。缓解骨折疼痛的最佳方法是在托马斯夹板上把腿牵引出来，让大腿恢复到正常长度，并将折断的骨头端连接在一起。

托马斯夹板以威尔士外科医生休·欧文·托马斯的名字命名，他来自安格尔西岛，祖上很多接骨师，都是世代相传——也许他的创新只是家族秘诀的演变。我在南极的诊室里有两个托马斯夹板，但从来没有使用的机会。现在冈比亚真的需要一个，然而却没有。

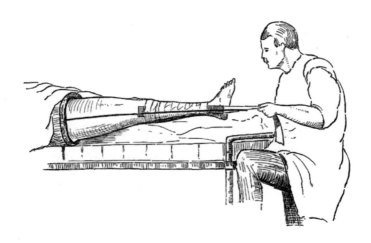

使用中的托马斯夹板。图像由菲利普·H. 米钦纳和 E. M. 克洛威尔绘制（1939 年）（惠康基金会）

我们用宽松的绷带裹住男孩的腿，用木片和皱巴巴的纸做了一个盒子——把腿固定住会更舒服，但没有托马斯夹板的牵引，他的腿仍然比正常情况下的短。全面评估他受伤的唯一方法是拍摄 X 光片，这意味着要在土路上走 4 个小时，去大西洋海岸的一家诊所。

男孩的父亲是一位严肃的老人，穿着脏脏的白色长袍，戴着无边帽。"不！"他说，"不能让孩子去海边。"他曾经认识一个人，断了腿去治疗，却再也没有回来。男孩会和他一起回家，他们会在村里找一个接骨师。

一些护士很生气，指责父亲虐待儿童，威胁他要报警。我试图通过翻译解释，除非得到正确的治疗，否则男孩很有可能会残废，他的腿会变短，会长歪。但是这个人不卑不亢地把他的孩子抱在怀里，穿过树林离开了。

几个世纪以来，代数与几何平行发展，鲜有交集。它们被认为是相互排斥的数学系统：几何是更受尊重的大表哥，用具体、离散、普遍适用的术语表达世界观。代数是新来的，是狡猾的、受阿拉伯文化影响的象征，对许多西方人来说，它带有超自然的暗示（哲学家托马斯·霍布斯称之为"符号的疮疤"）。

正是笛卡儿，这位提出身心二元论的哲学家，最终将代数与几何统一。他向人们展示这两个学科是如何成为同一个宇宙连续体的一部分，它们双剑合璧可以解决以前无法解决的数学问题。他在互相垂直的轴上绘制几何形状，我们仍然称之为"笛卡儿坐标系"，以表敬意。一个轴上标注字母 x，另一个轴标注 y。他设计出一个可以承载无限维形状的系统。

笛卡儿将身体和精神分开，把物理世界分解成多个部分和过程，这预示着科学和医学的专业化，并引发了一场至今仍有回响的思想革命。随着代数和几何的融合，他为微积分——适应永远动荡、不断发展中的世界的变化数学——铺平了道路。

断腿男孩事件发生一周后，我和诊所的一名护士卡利鲁开车去另一个村庄，提供"直接督导下"的肺结核病治疗（简称DOT）。卡利鲁留着干净的伊斯兰胡子，唇上没有胡须。他头戴黑色羊毛无边帽，眼睛上架着精美的金丝边眼镜。他带着一部手机，夹在护士制服上。他沉着冷静，说希望自己有一天能去英国学习。开车时，他向我介绍DOT计划的目的是让肺结核病人得到充分治疗，并限制其传播。我们的车驶离诊所，进入松散的萨赫勒灌木丛，对不慎走上车道的驴子和山羊按喇叭。狒狒在我们前面奔跑着穿过马路，青腹绿猴在树上晃荡。没有路标，但是白蚁丘立在路边，像雪杖一样显眼。路与其说是坑坑洼洼，不如说是绵延起伏；有时地上的土看起来像烧焦了，但到底是为了农业而清理，还是被烟头意外点燃，卡利鲁也无从判断。我们开过沼泽、大草原和火山岩碎石场。空气中弥漫着撒哈拉沙漠吹来的沙子。风景如此美丽，我甚至不想结束这段旅程，但是，我突然看到树木间出现了铁皮屋顶、茅草屋顶和联合国儿童基金会老一套的公告牌——爱婴社区。

进入村庄时，我们放慢了速度，坐在树荫下的几群人向卡利鲁挥手。女人们都在工作：搬运木头，捣面粉。孩子们从土墙房子里跑出来跟着汽车奔跑。我们一下车，他们就围着我们大喊大叫："你叫什么名字？你叫什么名字？"

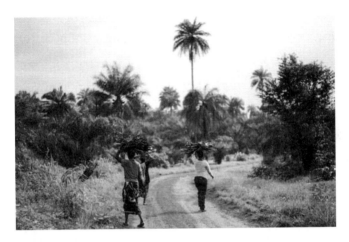

通往冈比亚村庄之路，图片由安妮·斯普拉特提供

"就说'Tubab'，白人的意思。"卡利鲁说。

他带我走向一个土墙房，铁皮门已经皱起；一位老妇人坐在外面的荫凉处。她旁边站着一个两三岁的裸体男孩，张开嘴看着我的白皮肤。我们进去叫人，但是没有人应答。屋里有两个房间：一个房间光秃秃的，墙壁被刷成白色，撕破的布床垫卷在一个角落里；另一个房间是空的，但是有一张做工精良的双人床，上面还有一个脏兮兮的毯子。我们走了出去，卡利鲁继续叫喊，寻找病人。人群开始聚集，然后一名身穿齐踝纱裙、裹着头巾的年轻女子笑着走上前。她领我们回到屋里，病人正在脏脏的毯子下睡觉。

毯子下的男人瘦得像被剥了皮，他的每个关节和韧带，每条血管和肌腱都十分突出。他看到了房间里的人群，向他的观众致意，点燃一根烟头，呻吟着把自己拉到床边。卡利鲁根据正确比例把抗结核药物倒入杯中。"不要。"病人摇着头说。他拒绝服用，药太多了，让他感到恶心。"你看他多瘦，"卡利鲁对我咕哝着，"他拒绝了艾滋病毒检测。"男人的家人开始出现，挤过围观者，高声喊叫，指指点点。

卡利鲁翻译道："他们让他不要犯蠢，要吃药。"村里的长老到了，义愤填膺地劝他吃药。大多数旁观者似乎都很开心，但他们的声音开始变得不耐烦。当村民们指责他时，这个人仍然平静地坐着，一边抽烟一边摇头。

和面对断腿男孩时的情况一样，我知道如何治疗病症，却不知如何劝病人接受治疗。这个男人的处境还有更深远的经济学意义：在19世纪的英国，抗结核治疗发展之前，结核病的死亡率与患者的贫困程度直接相关。有效的药物也没有打破贫穷和肺结核死亡率之间顽固的联系。要有效地治疗他的肺结核，意味着他必须摆脱贫困。而作为一名医生，我完全不知该如何解决这个问题。

我问卡利鲁，他在和那个男人说什么。他说："我在说白人医生命令他吃药。"

这个男人指着我说了些什么，所有人都笑了。

"他说了什么？"

"如果白人想让我吃药，他可以给我钱。"

卡利鲁摇摇头，笑着否决了这个建议——尽管这隐含着一种默契，即金钱和药物一样是治疗疾病的必要条件。男人终于渐渐放弃抵抗。人群静静地看着他，他一片接一片地吞服药片，用可乐把它们冲下，然后又倒在床垫上，把毯子拉到肩上盖着。女人们渐渐回到工作中，男人们退到树荫下，孩子们重新开始游戏。

骨愈合的第一阶段会出现炎症，骨折端周围的血液会凝结，身体的免疫系统会引起疼痛和肿胀。血凝块成为纤维细胞的骨架，每块骨头的骨膜转化成一种组织，供新的软骨和骨头铺陈其中。新骨头从骨折的每一端长成球状，然后在中间点相遇，形成一座"骨折骨痂"的桥。对小骨头来说，这个过程可能需要几天，大骨头需要几周。骨折的末端距离有多近、是否错位都会影响愈合速度。

新长出的骨头松软脆弱；在接下来的几周内，它逐渐被一层层更强壮的板层骨取代。板层骨随后被特别的细胞重塑，这些细胞使骨痂轮廓更加流畅。有时我看到 X 光片中的骨折愈合非常好，甚至看不到任何损伤的迹象；而有时我会看到凹凸不平的轮廓和骨质增厚，然后我会转向很惊讶的病人："你是什么时候弄断肋骨的？"手指上的小骨可以在三周内完全愈合，而股骨这样的骨头则需要 12 周。

当我和卡利鲁一起走回车上时，我看到了一周前的那个男孩正一瘸一拐地跟在他的朋友后面。"看！"我指着他对卡利鲁说，"就是那个男孩的股骨骨折了。但是这种骨折至少需要 6 周才能痊愈。"

卡利鲁耸耸肩："也许接骨师施了魔法。也许你错了，那条腿根本没断。"

我们开车回到灌木丛中，回程的灌木丛没有来时美丽。我无心欣赏风景，不断思考着疾病与医疗的经济学，以及作为医生我还有多远的路要走。在医学界工作一天，就要挣扎着跨越一座驴桥。

第 18 章　更年期：女神的第三张脸

更年期可能是人们所能想象到的最上不了台面的话题了。这很有意思，因为它是为数不多的仍有些许禁忌意味的话题。

——厄休拉·勒古恩 《太空老妇人》

爱丁堡的更年期综合征诊所位于查尔默斯性健康卫生中心。这是一家维多利亚时期的医院，于1864年在一位水管工的要求下开业。乔治·查尔默斯在他的遗嘱中特别写道，想要开一家"新的诊所或伤病医院，或其他任何名字"。下面的两间病房是为赤贫的病人准备的，上面的两间病房是为每天能支付3先令的病人准备的。官方历史记载，1887年，一幢供护士住的小公寓被投入使用，位于酒窖和太平间之间。

20世纪50年代的某个时候，这幢房子和邻近的妇科医院合并，经过缓慢的改造，它的产房也被拆除了。2011年，它被翻新为爱丁堡的性健康医学中心，主治领域包括性病、避孕、更年期，还包含一个性别认知诊所。每天早上，人们都排着队在门诊处等候，一直排到室外。砂石墙上的"性"字被小混混和假正经们磨掉了。

　　我工作过的大多数性健康诊所都有一种轻松、非正式的氛围。病人通常很年轻，大多数疾病是可治疗的（现在连艾滋病都能被控制），工作人员都带着一种温柔的玩世不恭，营造出一种愉悦的工作氛围。所有医生都会听到一些他们必须保密的故事，性健康医生听到的就更多了。

　　我对更年期诊所工作的进一步了解始于一家咖啡馆。某个夜晚，学生、实习生和诊疗师在咖啡馆内轻松地交换故事，开怀大笑。我和艾尔萨·格比坐在一起，她是妇科医生，在更年期诊所担任高级医生。艾尔萨20年前是我在医学院的辅导员。她充满活力，热情洋溢，一头金色短发，说话的方式干脆又谨慎。她曾在英国性健康和生殖健康学院担任主任。

　　我是个40多岁的男人，很少有女人来到我的诊所咨询更年期的问题，她们通常更愿意向女医生咨询。但时不时也会有人来问我这个仍然被称为"生命变化"的现象，内容包括潮热、失眠、皮肤变化或情绪波动。雌激素在几年内而非几个月内减少分泌，这使得"menopause"（更年期，pause在英语中意为"暂停"）这个名字听着比事实上更突然。"Meno-pause"暗示着暂时性，甚至微不足道的事情。更年期的症状也许短暂轻微，但更年期这个阶段并非无足轻重。更年期不是一种疾病或缺陷，甚至不是一个症候群，而是女性生活了四五十年后的自然结果。在更年期前后，所有女人的雌激素都会骤然下降，但只有百分之二的男人会在相同的年龄出现睾酮下降。大约三分之一的女性无法忍受更年期的困扰，选择就医。有些人因更年期症状而疲惫、无助、沮丧，有些人只想缓解潮热。作为一个男医生，我诊断过的女性太少，跟不上最新的医学建议，但也不能将前来咨询的女性患者都推荐给同事。所以我决定和艾尔萨一起坐坐，看看我能学到什么。

一个世纪前，还没有"menopause"这个词，一个繁复的希腊术语"climacteric"被广泛用于描述这种症状。该词的原意是登上一级梯子——一个即将被超越的阶段，但后来"climacteric"（更年期）这个词被赋予一层厚重的意义：人生的高潮，关键时期，被成功抵御的风暴。在历史上，该词被用来形容男性和女性几乎一样多，不过男人到达"climacteric"的年龄为63岁，比女性的49岁晚了很多。现代医学以前，人们十分看重数字命理学，对于数字7极为着迷。这种着迷可以回溯到雅典的梭伦，他在约公元前600年写作的一首长诗中，把人的生命划分为7年的若干阶段。每个阶段开始都有特定的仪式，预示着新角色的开始。与7有关的典故比雅典的梭伦更古老。古巴比伦人注意到7个天体（太阳、月亮、水星、金星、火星、木星、土星），预示他们的金字塔有7层；希腊语有7个元音，并且定义了世界7大奇迹。

在《牛津英语词典》中，"climacteric"有三个条目释义，只有一个特别提到更年期："指生命中的一个阶段（通常在45到60岁），生命力开始衰退（对女性来说与生命变化期吻合）"。"climacteric disease"这一词条给出的释义则是："一种在生命后期出现的起因不明的疾病，其症状为肉体和体力消退、失眠等等。"

在《牛津英语词典》的约400位编辑和撰稿人中，大约70位是女性。以 C 开头的词，包括"更年期"的部分，由四位女性校稿。*但女性的声音在文学史上是被排除在外的，这意味着 1590 年至 1879 年记录下的"更年期"的每一个来源都是由男人写的。

历史学家路易丝·福克斯克罗夫特在她的著作《潮热的冷科学：更年期史》中通过引用 16 世纪的医生乔瓦尼·马里内洛的话，总结了历史上男性对更年期的看法："一旦月经停止，疼痛就开始了……无序的子宫总是上上下下，或做出其他让人难以忍受的事。"福克斯克罗夫特警告说，不要把更年期视为纯粹的女性现象："男人也有激素，如果我们认为更年期是一个过渡阶段，是衰老过程的一部分，那么可以说男人也有更年期。"

医药历史学家罗伊·波特曾警告过男性观点主导地位的影响，尤其是在讨论女性身体方面。波特认为，更年期问题，如果被当作一个问题看待，其实是被夸大了。男性主导的职业把男性无法理解的现象当作病症来处理。他在报告中说，在许多传统社会中，更年期综合征不是一个疑难杂症，反而是女性应该庆祝的事，因为这标志着她们从生活"重负和危险"的部分（生养）和污名（月经被视为污染）中解脱。有关更年期妇女的跨文化研究结果支持波特的分析：与美国女性相比，芬兰、玛雅、北非、拉其普特、中国和日本妇女遭受的生理或"肉体"上的更年期症状更少。南希·达坦在 20 世纪 80 年代对以色列的五个群族——穆斯林阿拉伯人、北非、波斯、土耳其和中欧的犹太人——进行调查研究，发现每个族群都把更年期看作解放。达坦写道：

---

*　这四位女性是 J. E. A. 布朗小姐、伊迪丝·汤普森小姐、E. R. 斯蒂恩小姐和 W. 诺尔·伍兹夫人。

作为人类，我们始终处于不同的过渡阶段。我们都是新来的中年和老年的移民，对于不断变化的世界无法适应……每个民族都有帮助女人在中年接受、适应新角色的传统，每种文化都找到了用爱和工作充实生活的方式。

20世纪，医学开始将更年期定义为一种缺乏症，1942年推出的激素替代疗法（HRT）被认为能够治疗这种症状。20年后，纽约妇科医生罗伯特·A.威尔逊大力称赞HRT，从此HRT受到诊所和商界的赞誉。威尔逊在他的《永远女人味》中建议女性应该考虑从30多岁起接受HRT治疗，以降低骨质疏松和性欲降低的风险。威尔逊称经历过更年期的女性为"女太监"。

在20世纪的最后几年，2.7万名更年期后的女性参与了"女性健康计划"。研究结果表明，接受HRT的妇女患中风和乳腺癌的风险略高于没有接受HRT的女性。一项规模更大的研究——"百万女性研究"显示，接受HRT治疗会让女性得乳腺癌的风险翻倍，尽管数量仍然很少。想写出爆炸性标题的媒体倾向于将相对风险置于绝对风险之上：十万分之一的危险增加到十万分之二几乎可忽略不计，但是标题仍然会宣称风险"翻倍"。媒体的影响立竿见影——2002年至2006年，英国的HRT治疗数量减少了三分之二。这些临床试验被证明有很大缺陷，40岁的早更女性使用的激素剂量与20年前自然进入更年期的70岁女性使用的激素剂量相同。

HRT仍然存在争议。在前往更年期诊所之前，我向英国皇家全科医师学院前院长、有35年执业经验的全科医生艾奥娜·希思询问了她对 HRT 的功过的看法。她说："当我在诊所遇到一位更年期女性，她想缓解症状时，我会告诉她有两种看待 HRT 争议的方法。其一，HRT 是一个男性主导的阴谋，旨在将一个正常的自然过程医学化。"

"其二呢？"

"有关 HRT 的惊悚报道是男性主导的阴谋，旨在阻止女性获得所需的激素补充。从这些女性回应的方式中，我能看出她们是否想要接受治疗。"

当查尔默斯医院在 19 世纪 60 年代首次开业时，产房里出生的女孩的预期寿命大约是 41 岁。到 19 世纪 80 年代末，停尸房旁开设护士宿舍时，预期寿命提升到 45 岁。这些数字之所以如此之低，是因为妇女（和婴儿）死于分娩的频率非常高。大多数女性活不到更年期，而那些活到更年期的女性是相对罕见的顽强的幸存者。

艾尔萨领着我从咖啡馆沿着刷成白色的夹层走廊走了出来。新装修赋予查尔默斯医院的第三阶段以新生命和新目标——加盖了一个玻璃屋顶，重建了部分墙壁，自然光照在曾经是妇科病房和产房的地方。"如今诊所里全是新病人吗？"我问艾尔萨。

"都有。我每隔几周就去看看这些女性，尝试不同的疗法。其中一些对我来说是新病人，因为她们原本的医生无法控制她们的症状。"

"她们都接受过 HRT 治疗吗？"

"大多数都是，尽管仍有少数全科医师对此抱有疑虑，特别是对有癌症、血栓塞、中风的家族史的病人。"

在艾尔萨出诊时，我坐在她身边，见她的病人，和她讨论我会如何处理每一个病例，为我未来的诊断记笔记。很多女性显然认识并信任艾尔萨。她们讨论潮热、性问题、尿路感染、失禁、骨质疏松症、性欲、崩溃的情绪波动。一些女性是逐渐进入更年期的，另一些则因为乳腺癌或卵巢癌的治疗而突然进入更年期。艾尔萨告诉我："在癌症治疗引起的严重潮热患者中，很多证据表明，认知行为疗法比 HRT 更有效。有时心理咨询的效果和 HRT 一样好，甚至要更好，而且能零风险帮病人适应情绪和睡眠问题。"

"你怎样与病人沟通风险的问题？"我问。

"我给她们看一张清清楚楚的表格。"她打开了英国处方"圣经"《英国国家处方集》的一页，列出了统计风险。"这里写着癌症和血栓风险在连续治疗 10 年后开始上升，但是风险仍然很小。对于已经接受 HRT 治疗超过 10 年的 50 多岁的女性来说，乳腺癌发病率从大约 2% 上升到略高于 4%。对于 60 多岁的女性来说，发病率从 3% 上升到略低于 7%。"

"所以，概率差不多会翻倍。"我说。

"但还是很小。当大家了解到实际受到影响的人数，而非相对风险，她们的症状又难以忍受时，还是会青睐 HRT。通常我不会给超过60 岁的病人开处方，因为到那时癌症和血栓形成率开始上升。"

我有时看到艾尔萨开抗抑郁药，而不是激素，我问她是否认为这意味着更年期前后的情绪变化和睡眠问题与抑郁和焦虑有关。"并不总是，"她说，"但小剂量的抗抑郁药会有帮助。没有两名女性是一样的。"性激素维持着骨骼强度，所以更年期会导致骨骼变弱。艾尔萨会开药减缓这一过程，并鼓励一些女性少抽烟多运动（吸烟会削弱骨骼强度，运动会强健骨骼）。我开的大多数 HRT 都是药片，但艾尔萨建议使用替代方案。"如果唯一的问题是阴道皮肤变薄和干燥，或者膀胱变得太敏感，那么没理由口服大剂量雌激素。我会开一种可以放进阴道的环，她们能够自己取出，把雌激素直接放在需要的地方。皮肤贴剂和涂抹在大腿和胸口的凝胶也很有用——剂量更少，风险更小。"

作为一名医生也许不可能总是做出客观的判断，但是，在与艾尔萨一同出诊的下午，我没有看到专横的医疗机构试图说服女性她们患有一种缺陷病。我看到了焦虑、无法忍受的潮热、性困难和失眠的女性，其中一些可能是由于体内雌激素水平下降引起的。她们得到了谨慎、经过深思熟虑的建议，这通常能改变她们的人生。

杰梅茵·格里尔在《变化》中写道："在更年期，女人会第一次直面死亡。"当一个 50 岁的女人对自己说"现在是最美好的时光"，她是特别认真的，因为她知道这不会永远持续。女权主义心理学家卡罗尔·吉利根注意到，更年期作为人生最重要的转变之一，可能会引发一种"自我贬低和绝望的"哀悼。但是，还有一些关于更年期的更积极的观点。

1976 年，美国小说家厄休拉·勒古恩写了一篇内容全面、简洁优美的文章，反映了她自己对这一变化的认识。我无法权威地或用经验来谈论更年期，但是勒古恩可以，我也会向病人推荐她的文章。她在文章中指出，传统的女性生活划分为"少女"、"成熟期"和"老妪"三个阶段，其意义不仅是身体的变化——它是关于存在的社会变迁。勒古恩认为，20 世纪后期，童贞越来越不重要，孩子们的行为越来越接近成年人，而绝经后的妇女被鼓励服用激素来延续青春。这就好像"三相女神只有一张脸，那就是玛丽莲·梦露的脸"。

　　她建议女性接受生活的第三阶段，珍视这一阶段独特的女性特质，并从中获得解放，变得更自在："愿意做出这种改变的女性最终必须在肚子里装着自己。她必须怀着自己，她的第三个自我、她的晚年，带着痛苦和孤独。"与生孩子时不同，不会有男性产科医生来照顾她的新转变，或缝合她的伤口。"无论如何，想回避、躲闪身体内部的重大转变，假装什么都没有改变，这似乎很遗憾。那样做就是回避和躲闪自己的女性身份，假装是个男人。"

　　许多读者通过科幻、奇幻小说了解勒古恩，她在文章的结尾做了一个科幻思维实验：想象一些外星人被要求带"模范地球人"回到他们的阿尔泰星球，帮助他们了解人性。勒古恩不会挑年轻的宇航员、男性科学家，甚至像亨利·基辛格这样的政治家。她也不会从众多自愿去阿尔泰的年轻女性中挑选，"这些女性中有些是出于大智大勇，另一些则是坚定地认为，对女性来说，阿尔泰的生存环境不可能比地球更糟糕"。但她会选择一名60多岁的女性，因为她聪明、耐心、机智和精明，一生都在努力工作，生养孩子。勒古恩认为，她会太谦虚，不会提出要求去阿尔泰，但是我们应该坚持，因为作为一个处于人生第三阶段的女性，"她经历、接受并表现出人性的本质：变化"。

第 19 章　阉割：希望、爱与牺牲

我们所对抗的并非阉割焦虑，而是死亡——一种更为彻底的阉割。

——厄内斯特·贝克尔 《反抗死亡》

　　我就读的医学院的图书馆同时也向兽医专业的学生开放。有时，我会和一个兽医专业的学生相对而坐；我们时而向对方的课本抛去好奇的目光，时而会翻开同样的科目，比如血液学或者整形外科。看到人类医学和动物医学原来有如此之多的共同点，我总是会长舒一口气。

　　有一天，我正在复习前列腺癌，包括显微镜下恶性肿瘤细胞的样子，前列腺癌扩散的不同阶段，用于治疗这种癌症的放射疗法、近距离放射疗法（将放射源置入肿瘤内部）以及标准化学疗法。在健康状况下，前列腺中储存着精液和成熟的精子；其外壁肌层强健，通过挤压射精。因为终生不断接触睾酮，前列腺不停地增大，同时也就更容易染上癌症。很多前列腺癌的疗法是通过阻断睾丸内睾酮分泌而实现的——如果没有睾酮，肿瘤的增长速度就会放慢。

　　"治疗前列腺癌这么麻烦吗？"一个兽医专业的学生看了一眼我

的笔记，问道。

"是啊。"我回答，"你们一般怎么处理？"

"两个字，"他笑道，"阉割！"

小时候，我在家附近的原野上看到过农夫给春天生的小羊去势。他们拿着内径与厚度基本相同的小橡胶环，借助特制的钳子将胶环套在小羊的阴囊上。胶环导致血液无法流通到睾丸，于是几周之后，睾丸自动脱落。第一次看到阉羊的时候，我问一个农夫："这样不疼吗？"

他耸耸肩说道："这比老法子强多了。100年前，羊倌还得用牙咬呢。"这样干上一下午，羊倌的胡子上就会沾满血块。

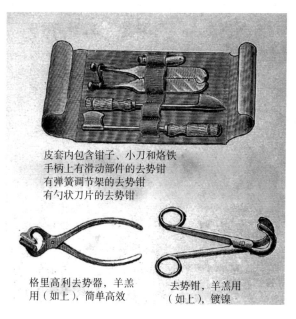

皮套内包含钳子、小刀和烙铁
手柄上有滑动部件的去势钳
有弹簧调节架的去势钳
有勺状刀片的去势钳

格里高利去势器，羊羔
用（如上），简单高效

去势钳，羊羔用
（如上），镀镍

去势工具（细节）（惠康基金会）

给动物去势就是中断其睾酮的分泌，使其攻击性变弱、温顺易驯。放牧时可以将阉割过的雄性家畜和雌性放在一起而不用担心其繁殖后代。早在史前的农耕社会时，人们就开始使用阉割的方法。公牛在去势之后更容易上轭，不怎么需要鞭打就会老老实实地耕地。去势后的狗更听话，把去势后的羊放在田野里可以更容易地养肥。古亚述人和古代中国人将这个知识转而应用到了人类身上：穷人家的男孩在经过阉割后担上重轭，为皇室服务。（在中国，男孩的阴茎和睾丸均被切除——这"三宝"被浸泡在罐子里，会在特殊场合取出，并随太监一同埋葬。）有这些人在内宫当差，皇帝就完全不用担心自己妻妾的贞操受损了。

当亚历山大大帝征服波斯后，他震惊于太监竟如此实用，于是也采用了这个习俗；此外，人们还认为太监具有性吸引力。古罗马人从古希腊人那里学到了这个传统：尼禄皇帝曾有个名为斯波鲁斯的太监（后来尼禄将其扮成女人，并与他成婚）；图密善皇帝有一个钟爱的太监，名叫伊利内斯。古罗马人好像有点窥阴癖，他们对模糊的性别和生殖器抱有一种好奇的态度，其实直至今日，媒体报道中也经常反映出与之相同的好奇心。太监是一种高等奴隶，其市价最昂贵；人们认为在失去睾丸的同时，太监也丧失了对自己家族的忠诚，从而只效忠于主人和帝国。

当基督教开始在古罗马帝国内传播时，帝国内出现了一个邪教，它崇拜名为阿提斯的太监之神。人们认为阿提斯在春季死去并于三天后复活，所以教徒会在春日举行仪式。该教派的教士在古罗马的一座山上（即目前梵蒂冈所在地）自宫，向生育女神致敬。这个仪式在古罗马基督教化的过程中也被保留了下来：早年间有一位名为奥利金的神父就因自宫而闻名。宫刑在拜占庭得以延续（男孩经过阉割和训练成为唱诗班成员），直至20世纪20年代，俄罗斯东正教会的阉割派信徒仍然鼓励自宫。圣保罗曾建议女性应在教堂保持沉默，这个建议在意大利文艺复兴期间被采纳：从16世纪中期起，阉人开始用女高音歌颂天主的荣耀。活跃在17世纪早期的耶稣会会士坦布里尼对阉割表示赞成，前提是该举"不会导致生命危险，并且经过当事人同意"。很难判断这些当事人是否有选择的权力，但17世纪和18世纪的史料中记载了这些男孩苦苦"哀求"，希望受到阉割的情景，以求为自己的家庭带来声望和经济保障。梵蒂冈最需要阉人歌手演唱的复杂高音曲目一般在复活节那一周演唱，这正是阿提斯教的教士自宫的时候。

直至19世纪末，梵蒂冈才开始禁止为培养唱诗班成员而阉割男孩，西斯廷教堂的最后一个阉人歌手亚历山德罗·莫雷斯基卒于1922年。在距去世还有20年时，他为后来的"主人之声"，也就是当时的留声机与打字机有限公司录制了一系列声音，此时他的音质已经大不如从前。我们能从网络上找到这一系列录音，可以听到莫雷斯基的声音颤颤巍巍。那是一种如幽灵般的女高音，不论唱什么都好像挽歌一般。

喜剧演员比利·康诺利曾打趣说到了自己这个年纪，医生已经不再对他的睾丸感兴趣，反而更关心直肠了。睾丸癌患病的平均年龄在34岁左右，而前列腺癌则是接近72岁。如果要手工检查前列腺，需要病人侧躺，将膝盖蜷至胸前，然后医生会戴手套将手指插入肛门——如此便可以通过薄薄的肠壁判断前列腺的尺寸和硬度。

前列腺癌很常见, 我在本地的病人共约 4000 名, 每年都会出现几个新的前列腺癌病例。亚历克斯·辛克莱就是其中一个, 他是建筑工人, 62 岁, 秃头, 肌肉发达, 性格坚忍, 胡子又黑又密, 仿佛吞噬了他的下半张脸。他告诉我他已经离婚, 又暗示说他的性生活非常活跃; 他的孩子们早已长大成人, 独立生活了。他当时穿着工装裤来到我的诊所。"之前我每晚习惯起夜一两次," 他说道, "但现在变成了五六次, 这搞得我疲惫不堪。" 他有时候得在马桶前足足等一分钟才开始排尿。"我本来是不想看医生的," 他说, "但实在没法再拖了。"

我们让他填完了国际前列腺症状评分表, 需要用一到五的评级回答一系列问题, 包括尿不尽的频率、是否需要用力才能开始排尿等等。亚历克斯的最终得分竟有 22 分。我从他的手臂抽取了一个血样, 拿去检测前列腺特有的一种物质的水平。这种前列腺特异抗原(PSA)测试会随着前列腺的大小而发生变化, 有时还可以显示出前列腺癌的迹象。我问他能否躺在沙发上让我做一下直肠检查。"我听说过这种检查," 他无奈地说着, 站起身拉开了工装裤的拉链, "请吧。"

亚历克斯的前列腺异常巨大, 从膀胱下方向后伸出来, 缩进了他的直肠。从皱褶的一侧到腺体中部, 我摸到了一个分散的硬块, 好像卡在柏油路上的一块卵石。

"这就是症结所在了," 我跟他说, "前列腺过大导致尿液难以排出。" 亚历克斯站起身来, 穿上工装裤。"建议你去找专家看看。" 我和他对视了一眼说, "他们应该会取个腺体小样, 通过显微镜检查。"

他边听边放缓了动作, 然后问道: "怎么取?"

"医生会向肛门内插入非常细的针，穿过肠壁。"我很想让他放心，但有些怀疑这样说是不是反而让他更紧张，"前列腺一接触睾酮就会不断增大。所以随着年龄的增长，你的前列腺会越来越大。你也不是特例——到了这样的年纪，这个问题是很常见的。"

"这和癌症是一回事吗？"他一边问一边拉上拉链，伸手够帽子。

我等了一会儿，直到他的目光再次转向我，然后说道："所有人的前列腺都会随年龄增长而变大，所以都说只要活的时间够长，所有男人都会得前列腺癌。但是对大部分人来说，前列腺的增长非常缓慢，就不会遇到这个问题。"

"那要怎么才能知道我会不会遇到这个问题？"

20 世纪 80 年代，《纽约时报》一个名为安纳托尔·布洛亚德的编辑在其创作的一系列短小精悍的文章中，记录了自己从被确诊到治疗前列腺癌的故事。在他因病去世后，其遗孀整理并发表了这些文章。作为文学评论家，布洛亚德在文中引经据典、笔触幽默，展示了其惊人的知识量和精彩的文笔。"当你躺在一个巨大的扫描仪器下面，浑身涂满核染料，想要确认自己的骨骼中是否有叛军的时候，心里会想些什么？"为确认癌细胞是否已渗入骨骼，布洛亚德经历了骨扫描。他是这样描述这段经历的："这台机器给人一种恐怖片的感觉——躺在机器下的你好像马上就要变身成《科学怪人》里的那个怪物，经受电闪雷鸣的洗礼。"

当布洛亚德得知自己的诊断结果时，仿佛经历了由焦虑和恐惧组成的狂风暴雨，但同时也好像得到了一种解放——生命变得多姿多彩，就像"搭在三角钢琴上的华丽波斯披肩一样"。作为书评人，布洛亚德一开始想从书中寻找答案，帮助自己接受患癌现实，但后来抱怨说很多相关的回忆录都毫无幽默感、过于郑重其事，同时又充满了浪漫主义的气息。"语气虔诚小心得如履薄冰。"他承认当自己被确诊时甚至有点激动，当他听到这个糟糕到无法再糟糕的消息——被确诊患上不治之症，却仿佛得到了来自宇宙的祝福一样。他对自己的病症抱有一种感恩的态度，绝症使他更深刻、更切身地体会到了生命的光辉，也使他得以释放压抑已久的渴望，变得更加随性而动。

在一篇名为"患者诊断医生"的文章中，布洛亚德描绘了他理想中的医生——必须"强烈地渴望与命运对抗……这种渴望要足够强大，甚至变成一种执念，足以战胜任何如恶魔般强势的病症"。布洛亚德常常感觉自己应该在朋友们面前表现出坚强的一面，他们也因此赞叹他面对病魔时的勇敢，但是他同时也清楚地知道，一个优秀的医生应该有能力通过勇敢的外表看穿他内心的孤独，甚至引导他撑过炼狱般的肿瘤疗法。他不希望自己的主治医生只会夸夸其谈或者展现无端的信心哄骗病人。他理想中的医生应该接受过诗歌方面的教育，或者至少要懂得使用精神疗法：

> 我理想中的医生不仅应该精于内科知识，还需要了解一点精神疗法，同时治疗我的身体和灵魂……想要了解我的身体，首先要了解我的人格。医生必须看穿我的灵魂，而不只是穿透我的肛门。

当第一位主治医生向布洛亚德提出阉割手术的想法时，他拒绝了

（"一位著名的泌尿科专家曾提出要切除我的睾丸，但我认为这无异于刚刚开战就缴枪投降"）；但他最终接受了一个现实——针对前列腺的疗法大多都会导致阳痿或者影响性欲。布洛亚德提出，不能将性行为看作一种肉体行为，而应将其看作想象力的拓展，他同时接受——只要有希望延长寿命，即便性生活受损也是上算的交易了。"对我来说，"他写道，"和死亡擦肩而过之后，感觉只是活在世上就已经高潮不断了。"

　　亚历克斯最终得到了泌尿科专家的确诊，他的确患上了前列腺癌。而且癌细胞已经扩散，无法通过切除前列腺来清除肿瘤。为了让亚历克斯接下来的日子过得舒服一点，第一步是要拓宽穿过前列腺的尿道，或者用他的说法，要将尿道"钻开"（说到人类的身体和病症，建筑工人的比喻可谓非常丰富）。当时我作为初级医生辅助参与了手术。亚历克斯被麻醉后平躺在手术台上，双脚用脚蹬固定，然后将一个内置小摄像头的器械插入其阴茎直至膀胱。整个过程让我感到惊奇，可以看到摄像头钻过一条前所未见又难以言喻的粉色隧道和两边的堤岸，上面布满细微的血管和涡轮状的轮廓线。到达前列腺之后，仪器内伸出一个套圈，通过电流加热，使用套圈灼烧堵塞尿流的组织并使其剥落。几天后才能完全止血——在此期间，亚历克斯只能住院并借助大口径导管将尿液排出膀胱。手术之后，亚历克斯可以顺利排尿了，但是癌细胞已经严重扩散，无法根除。我开始给他打针以阻止睾酮分泌，同时注入阻断激素的药物。此外还制订计划，准备在本地医院进行放射治疗。

　　第一次注射后几周，我对他进行了复诊。他的性欲大幅降低，皮肤干燥发烫，尿液发黄，排尿时还有刺痛感。"我从来不是个爱操心的人，"他告诉我说，"但最近做什么都很紧张。看什么电影都忍不住哭得像个小孩。"他还想继续工作，却发现干一会活儿就肌肉酸痛，力气也越来越小了。这些症状其实不是癌症的结果，而要归因于睾酮水平的降低。"从前我能轻松地举起四个石膏板，"他说道，"但是现在举两个都费劲了。"又过了几周，他的睾丸开始缩小，虽然胡子依旧浓密，但皮肤罩上了一层粉色，好像变得越来越脆弱。

"你受够了吗？"有一天，等他一条一条地列举出备受困扰的种种副作用之后，我这么问道，"要停止治疗吗？"

"如果病情在好转的话就要继续，"他答道，"如果通过治疗，癌症症状得到缓解，那至少对我来说就是值得的。"

每隔 12 周，亚历克斯会到我的诊所接受注射，虽然这导致其睾丸渐渐萎缩，但也可以抑制肿瘤的扩散。亚历克斯天生就是个务实派，所以认为这种交换很合理："我能活到现在已经很幸运了。"他边说边松开腰带准备打针，因为针头很大，所以需要通过身体最大的肌肉——臀部注射。

度过治疗最初导致的冲击之后，他的性欲开始缓缓恢复。有一天，他告诉我说自己又交到了女朋友。"她心里很清楚，"他说道，"知道我可能活不了多久了。"我跟他说如果需要治疗阳痿的药就来找我要，但是他眨眨眼，说："不需要，只要我多发挥一下想象力就好了。"

有些男人将失去睾酮视作奇耻大辱。长久以来，宫刑都被当作一种刑罚。据约公元前 1500 年至公元前 1400 年商朝时的甲骨文记载，宫刑多用于处罚战犯；几个世纪后的一个埃及法老自称阉割了多达 6000 名利比亚侵略军。最近的例子还有苏丹的金戈威德民兵组织对其囚犯施以宫刑。直到今日，仍有些西方司法机构将化学阉割作为刑罚和"治疗手段"以处罚性侵犯者，结果备受争议。

鉴于阉割作为惩罚手段的文化内涵，历史上竟然有那么多青年男子和男孩自愿接受这种折磨，这实在是一个不解之谜。历史学家马莎·费尔德曼在她所著的《阉人》一书中，对其可能的解释做了一些探讨。她提出，这种交换行为远不只是交易，更多的是牺牲——这种转变在某种意义上是神圣的。阉人将自己珍贵的一部分奉献给上帝，用这个礼物赞美天神的光辉，但同时也期望得到某种同样珍贵的回报。费尔德曼说，阉人是一种"神圣的产物"，可以与王者比肩。古代中国人认为宫刑是为国牺牲；在文艺复兴时期，意大利人将宫刑视作对教会的奉献。人们将宫刑视为重生，正如布洛亚德收到最终诊断结果时，感觉自己仿佛得到了新生。

托马斯·布朗注意到，阉割过的男性往往寿命较长。其原因之一可能是这降低了患前列腺疾病的可能性。古罗马诗人卢克莱修在《物性论》中写到，在瘟疫泛滥时，有人曾试图用睾丸作为贡品祭祀，希望能避免染上瘟疫。《马太福音》中有如下文字：

因为有生来是阉人，也有被人阉的，并有为天国的缘故自阉的。

还有一些人，为延续生命而选择阉割。

第 20 章　欢笑：我们自身的优越感

前人在探讨中往往忘却的是——笑是一种身体行为，我们会尽量避免犯同样的错误。

——詹姆斯·萨利 《笑的研究》（1902 年）

18 岁的时候，我曾作为助理护士在一所接收长期住院病人的残疾人专科医院工作。我穿着柠檬黄色的制服，负责给男性病人洗澡穿衣，并帮助他们进食。医院建于 20 世纪 60 年代末，共有 400 张病床，用于收容所谓"心智不健全者"长期住院。很多人从小就入了院；我见过的一个病人偷过自行车，还有一个人告诉我他因为爬上屋顶就被锁了起来。这两个人小时候在学校都非常迟钝，两人的父母也都抱怨过他们在家里表现得不乖。我的同事们说，他们出院后是否能生活下去，还很难说。我在这里感受到了"缺乏自理能力"这个词背后的严酷现实。

有些病人之所以陷入当前的窘境，是因为遗传因素。我当时负责喂一个患有阿姆斯特丹型侏儒综合征（Cornelia de Lange Syndrome）的男孩，他没有手，也不会说话。每天早上，我都要帮一位患有脆性 X 染色体综合征的老人穿衣，那是一种可能导致学习障碍的遗传性疾病。我会非常费劲地把他的双腿塞进裤子里，或者把袜子套到脚上——他总是笑呵呵地忍受着我笨拙的动作。其他助理都知道我是医学生，茶歇的时候，他们会向我询问有关遗传性疾病或者我们负责清理的药物的一些问题。我当时回答不上来（那时我才上大一），但是这份工作和他们的那些问题迫使我很早就开始了解人类精神的微妙和脆弱。我意识到，人类大脑经过微妙的校准，而其潜能可能被这世上的种种因素破坏。我当时独立生活不过几个月，却深刻了解了那些从未独立生活过的人的生活。

其中有一个名叫亨利的人，从病历上来看，他的智力和语言能力相当于 3 岁的小孩。他秃头，短粗的牙齿黄黄的，鼻子长得像个古罗马将领，笑声巨大，豪放不羁。他的笑声非常有力，既深厚又响亮，一天总会听到几次。没在放声大笑的时候，他一般就是在微笑，其他时候的表情则是抑制不住的欢笑。他喜欢跳舞，也喜欢音乐，吉米·尚德的手风琴曲是他的最爱。音乐声一响起，他就马上占领舞池，抱着我开始旋转，直到笑得喘不过气来，我最后也和他笑成一团。跳完舞之后，我们会坐下来喘气，感觉好像消除了某种紧张感，一切都变好了。

但有时候，在我们笑到喘不上气的时候，亨利好像突然想到什么，然后开始抽泣。泪水不断地从他的眼角涌出，他哭到声音都哽咽了。"怎么了？"我会问他，"出什么事了吗？"他摇摇头，双肩不住地颤抖。我就默默地等着。过上一阵子，他又开始发笑，好像生活就是一个笑话，而面对这个笑话，泪水和欢笑同样合理。

总的来说，笑可以分为两种：一种是因为好笑的事倾泻而出，另一种是我们在对话中故意加入的笑声，用来缓解社交中的紧张感。随着年龄渐长，我们越来越能分辨这两种笑声。无论哪种笑声都对健康有益。据记录，经常笑的人较少感到疼痛、焦虑、抑郁，而且睡眠质量更好，更有活力，感觉更加健康。经常笑有助于扩张血管，降低患心脏疾病的风险，而且对免疫系统有益，可以减轻过敏但同时有助于对抗感染。很多儿科医院里会安排一些小丑，或者说"咯咯医生"，以缓解紧张感并帮助儿童恢复健康。有一个笑话是这么说的："笑是最好的良药，除非拿这药来治拉肚子。"

至于为什么会笑，我们还不是很清楚。这当然是个身体行为——呼吸被扰乱，面部发红，大家也都了解笑到肚子痛的感觉。而且还有一些神秘的身体变化与笑相关——我认识的几个病人一看喜剧节目就开始哮喘。

1900 年，法国哲学家亨利·柏格森写了一篇文章，题目为"笑：论喜剧的意义"。柏格森认为人类生活在两个世界里：通过感官感知的物理世界，以及由意义、等级、爱恨和笑料组成的社会世界。他认为我们只有在其他人在场时才会笑，这是不正确的，我们独自一人时也会笑，但是和其他人一起笑的可能性比独自笑的可能性高 30 倍，尤其是有我们喜欢的人或者希望得到其青睐的人在场时（这也解释了情景喜剧为什么会使用"罐头笑声"）。柏格森还写到，随着社会环境的不断变化，我们也在不断地试图了解相对于周围的人，我们自己究竟处于什么位置。笑帮助我们接受一个现实——大家都是无休无止的世界中不断变化的社会动物，笑还可以抹平社交过程中产生的摩擦。

笑能消除社交的紧张感，加强人与人之间的联系。柏格森的理论虽复杂，但有一点缺失，因为他没有将笑的理论与一个显著的事实联系起来——小孩子经常笑，而且在尚未发展出足够的智力理解别人讲的笑话，也全然不在意他人的看法时，就会由衷地笑出来。

达尔文最擅长毫无偏见地进行观察，他在开展有关"精神高涨"的研究时将儿童也考虑在内："笑似乎是单纯地为了表现喜悦或幸福。我们可以从儿童身上看出这点，他们在玩耍时总是笑个不停。"另一种笑声的诱因源于事物隐含意义的反差，例如梅·韦斯特的经典笑话："婚姻是一种伟大的制度，但我可没做好终身服役的准备。"婴儿对这种反差的感知可能和成人一样敏感。婴儿看到玩具堆的高塔倒塌就会哈哈大笑，因为他们观察到上一秒高塔还是稳定的，下一秒却倒了——这种反差可能是非语言的。挠痒痒也算是一种反差，因为这是来自某个可信的人的假意"攻击"。达尔文对挠痒痒进行过深入的思考：

> 如我们所见，类人猿在被挠痒痒时也会发出一种反复的声音，类似于我们的笑声，搔腋窝时尤其如此……但是因滑稽的想法所导致的笑声，虽然是无意识发生的，严格来说却不能称为反射动作。在这种情况及挠痒痒引起发笑的情况下，头脑必须处于欢乐的状态；如果挠痒痒的是一个陌生人，则很可能导致儿童吓得尖叫。

达尔文注意到，大笑时的动作——呼气时发出短促而有中断的声音和长长的吸气动作，都正好与惊恐忧虑时尖叫的动作完全相反，因此大笑是表现好脾气的有力社交信号。大笑可以导致一种暂时的无力感，使人们无法做出其他动作或者交流其他感情。

笑对社会关系的缓解作用可能是假的或者是夸大其词，但还是有着非常重要的意义。笑容标志着我们和他人是否一致，并且比语言更快地向我们身边的人展现出我们对他们的喜爱和亲近。亚里士多德认为被逗乐是一种有益的社会活动，前提是其时长和程度得当。他还专门从希腊语中选取了一个词来形容这种情况，即 eutrapelia，本意是"有好转的能力"。如果将个人比作社会机器中的一个齿轮，那么机智和幽默就是帮助机器顺利运转的润滑油。

对于亨利来说，悲伤的泪水及喜悦的泪水之间的边界是脆弱且可以彼此渗透的——两种情绪似乎缘起一处，并且可以无缝切换。现存最古老的医学案例研究之一——希波克拉底所著的《流行病》中记录，在感受到极端压力的情况下，可能会非自发性地流泪或者笑出来，就好像这是两种可互换的应对方式："她把自己裹起来，一会儿抽泣一会儿大笑。"达尔文评论道，社交场景下悲喜剧之间的转换在其他文化中也同样常见，"斯温克先生告诉我说，他经常观察到当中国人陷入悲痛时，有时会突然开始歇斯底里地大笑"。在西方文化传统中，这种在泪水和笑容之间的迅速切换仅限于婴儿和幼童，但在极端压力下，成人也可能如此。达尔文在书中描述了巴黎"最近"（该书出版于 1872 年）的一次围城："因为长期处于极端危险之中导致情绪激动，德国士兵容易在听到很寻常的笑话时放声大笑。"再举例来说，很多人会在葬礼上突然产生笑的冲动，这并非因为他们对逝者漠不关心，而是因为需要将因当前的状况导致的悲伤情绪发泄出来。也许黑色喜剧中的幽默也是源于类似的感觉。

泪水和欢笑本是同源，这一点已经被神经学家广为接受——19世纪20年代时有一种病症叫PLC（病理性哭笑），描述如下：由极小的刺激导致的无法控制的哭或笑，或两者同时。患有病理性哭笑的病人可能因为有人在他眼前挥手就悲伤得大哭或者因为拿到一盘食物就咯咯笑起来。可能导致PLC的原因有：中风、癫痫、脑肿瘤、各种硬化症，甚至镇痛剂等，而且PLC似乎独立于所有主观的欢乐或者幸福的情绪。很显然，PLC是由于大脑基底附近协调两种情感表达所导致的肌肉活动的组织内核被激化所引发的病症。很有可能是亨利大脑的某种特质导致只要他受到轻微的刺激，该内核即被激发。位于颈后的小脑同样也以某种方式参与到笑这个活动中来，小脑的功能之一是协调身体活动顺利进行，此外还要协调情绪的表现。

1903年，一位法国神经学家描述了一种名为"预期性狂笑"的症状。患者因大脑失去抑制，发出无法控制、非感情驱动的笑声，从而导致其中风甚至迅速死亡。创作《布列格弗莱茨礼拜堂》之后，诗人巴兹尔·邦廷又讲述了一个波斯故事，讲的是中国西藏的一块石头，只要看到这块石头，人们就会突然发出狂笑，这种笑"至死方休"。

不做助理护士很多年之后，我在临终关怀医院里提供医疗服务。每次经过娱乐室的时候，我都会看到电视上在放喜剧片或者脱口秀节目。护士推着小车发完药片和栓剂，马上又推来装满喜剧片DVD的小车——这对患者和医生都算是一种安慰，甚至像是一种补剂。茶歇和查房有种非正式的感觉——可以明显看出医院的工作人员都非常尽心尽力地工作。床与床之间铺着油布，可走动的地方不过几米，但是当我们经过一个又一个病床，却发现自己的情绪状态如过高山一样起伏。某个病床边可能充斥着孤独、悲伤，大家会直白地探讨死亡；而到了另一个病床边，我们又开始笑个不停地讨论便秘或者医院的轮椅有多么奇怪。

哲学家托马斯·霍布斯认为，笑是"当我们发现自身的优越时体验的刹那光辉"。如果他是对的，那可能在临终关怀医院出现的笑容是为了展现出面临死亡时的优越感。医院里的笑容可以用来缓解紧张情绪；也许缺了这些笑容，我们就会不知所措或是被遗憾的情绪淹没。在这样一个敬畏青春和健康的社会里，死亡来临所造成的滑稽和反差让我们发笑。有时我们在笑声中分享与同事和病友的团结，有时我听到巡诊时病房里爆发出笑声，这笑声可能为已然沉浸在悲痛中的患者家属解除了一丝紧张感。这笑不是冷笑，也不是全无心肝的笑——笑声改善气氛，给予勇气，带来和睦与团结，也在语言显得苍白无力时，帮助病人、医生和亲属适应新的现实。

第 21 章 义肢：人类 2.0

他用一条义肢走路，却走得让大家都心生羡慕。

——奥西普·曼德尔施塔姆 《亚美尼亚旅行记》

光剑一定有灼烧治疗的功效：卢克·天行者在《星球大战2：帝国反击战》中被砍掉右手时，他的残肢几乎没有流血。不久，他接上一只机械手。在残肢的控制下，它能嗡嗡作响，发出咔嗒声。人们相信科技可以修复残缺的身体，甚至让人变得更强，这个想法在很久之前就有了。约翰·西尔弗和亚哈船长都装着木制假腿，铁钩船长则得名于他的铁钩。老普林尼写过一个布匿战争中的古罗马将军，他在战争中遭受创伤性截肢后，装上了一个能嵌进盔甲里的义肢。卢克·天行者截肢的灵感来源可以追溯至奥维德的《变形记》。在书中，珀罗普斯被他的父亲砍成碎片，众神修复了他的身体，却找不到他的肩胛骨——最后他们用象牙做出了替代品，"用这样的方式把他的身体补全"。

当我还是一名血管外科初级实习医生时，我曾协助进行截肢手术。尽管医疗技术已经很成熟，这仍是一件让人头皮发麻的事。病人麻醉就绪后，截肢刀和骨锯登场。几分钟后，会看见绿色的手术单上躺着一截发紫的断肢，随后它会被丢进一个焚化炉专用袋。第二天查房时，我们会检查残肢的缝合情况，然后给每个病人安排一位义肢矫正师，为他们安装新肢体。每隔几周就要进行一次新的截肢手术，通常是由动脉阻塞造成的——这些病人忍受了多年的慢性疼痛和感染。他们坐在这些洁净的、上过浆的医院床单上，盯着自己变轻变短的肢体，对于这样的身体改变久久不能适应。

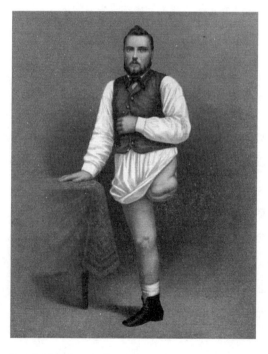

从臀部位置截肢的美国内战老兵。摄影：乔治·A. 奥迪斯（1867年）（惠康基金会）

　　最早为人所知的义肢是一个用木头和皮革做成的大脚趾，来自一个3500年前被埋葬的埃及贵妇木乃伊。还有一条来自公元前300年由铜和铁做成的假腿，2000年后，它在意大利南部被挖掘出来（然后被运到伦敦，后在伦敦大轰炸中被摧毁）。直到16世纪初，才出现定制的义肢——一位叫戈茨·冯·贝利欣根的德国雇佣兵骑士24岁时在战争中失去了右手，于是用铁、弹簧和滑轮做了一只义肢。他继续为查理五世战斗，抵抗了奥斯曼土耳其和法国人的入侵。在中世纪，武器制造者就是最好的义肢工匠；他们非常擅长人体工学金工，而他们的客户也最有可能经历截肢。

　　到16世纪末，来自巴黎的外科医生安布鲁瓦兹·帕雷在义肢技术方面取得了显著的进步。他发现通过截肢保命的病人术后常受羞愧和残疾折磨，所以他发明了可以弯曲膝盖的逼真假腿、可以弯曲的手肘、带可弯曲手指的手，还为割除鼻子的病人制造了义鼻。

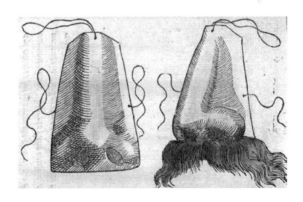

鼻子假体。来自《安布鲁瓦兹·帕雷作品集》（1561年）（惠康基金会）

在奥斯曼帝国和保加利亚人的多次冲突中，被俘的奥斯曼士兵被割除鼻子作为羞辱和警告。据说他们回到伊斯坦布尔后，苏丹赏了每位士兵一份大礼——用黄金做的新鼻子。

安德鲁·甘农自有记忆以来一直使用义臂——他天生只有半截左臂。他的父母坚持认为从学走路开始，他就应该使用义臂，所以他从小时候开始对自己形象的认知就包含那半只他没有的手臂。四岁时，他使用的是肌电义肢，能感知他手臂肌肉的活动并相应地张开或闭合手掌。

现在，安德鲁换上了最新的肌电义肢——"iLimb"。这只仿生手外层是半透明硅胶，内部是用关节和活塞结构钢铁做成的复杂骨骼。半透明的义肢皮肤显露出手背上的商标。安德鲁向我展示了它的功能，它移动时发出了低沉的电器嘎吱声。"制造商对这个装置的工程设计感到非常自豪，恨不得每个人都能看到"，他一边介绍这个透明手套，一边耸肩，"我倒宁愿它是全黑的。"* 硅胶容易磨损，会将内部机械零件暴露在潮湿的空气中，所以他要经常更换外面的手套。一些义肢在外层加入光伏电池，这样当电量用完时至少能进行部分充电。

到我们见面时，安德鲁使用 iLimb 已经有两年了。这只义肢的接收器只有两个传感器，一个位于控制开手的肌肉上方，另一个位于控制合手的肌肉上方。义肢每晚要插在插座上充电。内部电路上编排的大量动作都是通过四个信号触发：肘部快速的肌肉冲动发出张开手的

---

*　我们见面后，安德鲁买到了普通的黑色手套。

信号；双倍冲动发动同一信号；三倍冲动的张开手的信号；开信号和关信号的同时收缩（"同步收缩"）。义肢通过感知以上信号的快速交替组合实现不同动作程序的切换。"有一笔资金能在这个区域里赞助两只这种义肢。"他告诉我，"义肢中心选择了我，因为他们知道我会用它，并且会诚实地提供反馈。"一开始，他难以适应义肢所要求的复杂动作。"但我最后还是成功了。"他边说边把手伸向一盒纸巾。几乎是漫不经心的样子，他用 iLimb 上的手指夹起皱皱的塑料包装袋，轻松抽出了一张纸巾。他注意到了我的目光，对我说："这是这个义肢最大的优点之一，侧向抓力。小时候我要用自己的办法绑鞋带，但这是第一个能让我做出抽纸巾或绑鞋带手指动作的义肢。"

iLimb 手指内部有传感器，当它们遇到阻力时会停止收缩，这意味着安德鲁可以轻松地拿起一个空铝罐——以前的义肢缺乏灵敏度，会捏碎罐头。他能自然地用双手做出身体语言，可以在说话的时候根据内容摊开手掌或握拳。他的智能手机上还有一个应用程序可以无线切换义肢的模式，使手掌做出各种动作，比如握手，甚至是不雅手势。但他很少使用这些功能——四个预设程序就足够了。"我家里有个新生儿，"他告诉我，"但我决定不用义肢换尿布。将义肢脱下单手换，然后再将义肢装上，会更快、更安全。"

全世界预计有 400 万人需要截肢——其中只有一小部分有足够的经济实力（或生活在足够富裕的国家）买得起肌电义肢。奥利维娅·贾尔斯是一位住在爱丁堡的四重截肢者。2002 年，她因为一种罕见的脑膜炎导致血液中毒，失去了双手双脚。作为一名律师，她现在全职担任慈善机构"500英里"的负责人,在马拉维和赞比亚提供义肢。

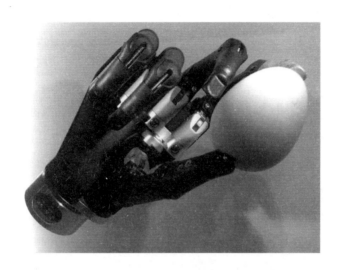

iLimb 拿起一枚鸡蛋(2017年)。摄影:加文·弗朗西斯

我问起了她的经历。10年前,她因为败血症失去了手脚。血液中的细菌感染使血液难以循环到肢体末端,导致了坏疽,最后她不得不截肢。"有一天上班的时候,我觉得很难受,像是得了流感。"她说,"第二天早上,我看到这些紫色斑点在我的脚上蔓延,然后是我的双手。我感到很可怕,我去了医院,然后就昏迷了。四周后,我醒来就变成这样了。"她抬起前臂,手腕以下都被截了。"我差点儿死,但我还是活了下来,这就是我从未回头的原因。相比截肢后,截肢前的生活遗憾反而更多。"

我还问了奥利维娅她是如何过渡到新生活的——对于许多遭受截

肢的人来说，前几个月甚至几年都可能感觉很受折磨。"我在义肢上站起来并开始走路的那天，就像获得了重生——这是新生命的开始。"她说，"我欣喜若狂，不敢妄想有一天我还能自己走出医院。所以我马上想到创立一个慈善机构，帮助其他人像我一样获得第二次生命。马拉维有巨大的需求，它还没被战争破坏。选择这项慈善事业的目标地点时，我希望能够亲自走访和监督，所以也选了赞比亚——苏格兰、马拉维和赞比亚之间有多重紧密联系。"

我很惊讶这家慈善机构的大部分工作是提供义腿，义臂相比之下没那么重要。奥利维娅说，对于一个成年人来说，在撒哈拉以南的非洲，他们知道自己再也不能和身体健全的人竞争工作机会。"一旦他们截肢，基本上就不能像普通成年人一样工作了，但义肢可以让他们继续在田地里劳作。我们的义臂配有弹簧钩，可以握住锄头或耙子，义腿可以让人走动，这意味着自由。我们使用的义臂更像是一种装饰——人们会受到嘲弄和侮辱，而提供义腿可以帮助他们融入社区。"奥利维娅告诉我，失去一只手臂的人仍然有约95%的活动能力，而装上义臂，即使像 iLimb 这样复杂的义臂，也只能提高5%。

她告诉我："义肢最具变革性的地方在于它们给孩子带来了更多可能。我们接触到的那些孩子，在事故中失去肢体后只能待在家中，成为家人的负担，而且往往因为毁容而感到羞耻。义肢可以让他们重返校园。装上义肢后，他们的母亲会露出喜色，因为她们知道这意味着她们的孩子有未来了。义肢给了他们未来。"

奥利维娅的慈善机构供应的义肢产自瑞士，而不是非洲当地；她告诉我，当地采购的义肢质量尚未达标，"我们分批订购，然后将它们运往卢萨卡、布兰太尔和利隆圭"。她雇用的当地义肢矫形师都在柬埔寨接受过文凭课程的学习，那里的战乱催生了既先进又低成本的义肢技术。"在坦桑尼亚训练义肢矫形师会更便宜，"她补充说，"但那里的课程还不够好。在多哥也有文凭课程，但是用法语授课的，不适合来自赞比亚和马拉维的矫形师。"

多年来，我认识的许多截肢患者都遭受着幻肢痛、对残疾人的偏见、慢性抑郁和焦虑。但奥利维娅乐观地认为截肢者会获得更多可能，即使是那些像她一样遭受多次截肢的人："我们很幸运能够生活在西方社会，在这里，残疾是被接受的，社会也接纳我们，有保护我们的法律，有各种各样的便利措施。即使身有残疾，也可以在苏格兰享受高品质的生活。在这方面，英国的设施和资金都很大方，如果义肢的模具不太合适，我们就丢弃旧的重新制作一个。但这种情况永远不会发生在贫穷的国家，因为他们只能将就利用手上仅有的资源。"

该慈善机构不仅提供义肢，还分发矫正畸形足的夹板，以及帮助烧伤皮肤愈合的同时避免毁容和挛缩的矫正器。"有些人并没有意识到护理烧伤皮肤有多重要。"她说，"非洲的很多医院都声名狼藉，病人都想尽早逃离。我们正致力于让人们相信良好的后续治疗非常重要。"

奥利维娅认为截肢后的生活仍然充满可能；即使是简单的、低成本的义肢也可以让生活变得更好。"只要我变得健康强壮，别人怎么看我和我的身体，是否会感到同情，这一切对我来说都不重要！还有什么比患慢性抑郁症或那些你看不出来但会缩短你生命的退行性疾病更痛苦呢？我的生命不会因为没有了手脚而变短，只是会变得有点不方便。"

有了科技的支持，人类不仅有机会补全断肢的功能，还有机会改进它。"prosthetics"（义肢）这个词的意思是"添加"——词根暗示义肢可以为人类带来更多的可能，而不仅仅是进行填补。珀罗普斯的肩胛骨是用象牙做成的，现在的义肢矫形师使用的是钛、碳纤维和凯夫拉纤维。

很多年前，我遇到了杰米·安德鲁，他是一名四重截肢者，在阿尔卑斯山攀登事故中因为冻伤而失去了双手和双脚。和奥利维娅一样，他平时不喜欢用假手。"我觉得你要问自己义肢是做什么用的。"他和我说，"它是要替代一个缺失的部分——因为你的手永远也不会长出来了，还只不过是一个帮助你做事的工具。"杰米俯身熟练地用无手前臂拿起咖啡杯，抿了一口。"如果它是一个工具，那么，我有很多这样的工具，它们比假手更好用。我有一个驾驶专用的手臂，一个攀冰专用的手臂，一个切菜专用的带刀手臂……我还能说出很多。所有这些工具都比我的手好用。"

"新一代的肌电义肢呢？"我问他，"你怎么看它们的价值和实用性？"

"如果这种技术能尝试对人手做出改进，而不是制造出一个更慢、更笨重的二等替代品，我会更感兴趣。"

几年前，英国的一个军事义肢中心关闭了，它的资金被转移到了英国国家医疗服务体系。这次转移意味着平民可以使用以前只有退伍军人才能使用的技术。"以攀岩为例，"杰米说，"我的攀爬腿上有粗短的小脚趾，非常适合岩石中狭窄的裂缝。再看滑雪：人体大腿、膝盖和小腿非常善于吸收不均匀雪面上的压力。我的旧滑雪腿有弹簧碳纤维阻尼器，效果很好，但是急转弯时会在冰上颤动。但我最新的滑雪腿有迷你减震器，就像自行车前叉上的那种——它们的减震效果非常好，甚至比人腿更好。"

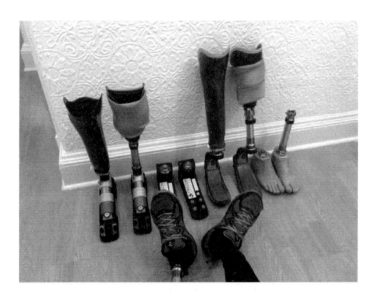

一些义肢（2017 年）。图片由杰米·安德鲁提供

我对杰米说，我听说截肢者群体对寻求移植和专注开发、改进义肢的价值存在分歧。残肢 3D 扫描和接收器 3D 打印的实现，加上不断发展的合成材料工具包，意味着残奥会运动员正在追赶健全的运动员——在某些情况下，他们甚至超越了健全的运动员。这就好像义肢能提供的不仅仅是一个缺失肢体的替代品，而是人类的新版本——人类 2.0。杰米笑着说："如果有人给我一只卢克·天行者那样的手，我会接受它，虽然那还有很长的路要走。"但这并非光年之外那么远。

第 22 章 记忆：遗忘之宫殿

记住的条件之一是我们要遗忘。

——威廉·詹姆斯 《心理学原理》

夜班的第四通电话来自一位住在疗养院的老人，他叫乔治·B.，工作人员说他最近变得异常好斗。那天早些时候，他殴打了另一位老人——这在之前从来没出现过。那是一个忙碌的夜晚，第一通电话是叫我去给一个临终的女人服用吗啡，她看起来熬不到天亮，吗啡能缓解她的疼痛和呼吸困难。第二通电话是诊断一个男人的人工髋关节是否脱臼，但他在门口迎接我时只是看起来有些跛脚。第三通电话来自一个年轻女子，她慌张地拨通了电话，觉得自己客厅的地毯上爬满了蜘蛛。事实上，她没有精神病，只是刚刚被注射了苯丙胺。

我按了一下门铃，站在门口，旁边是一个生锈的公共长凳和一个用来熄灭香烟的垃圾桶。这是一幢现代建筑，外墙是廉价的棕色砖块，只有一层，入口上方是一个尖顶的山墙屋顶。在玻璃门上贴着通知说不要在吃饭时间打扰老人，进出大楼要登记，还要记得洗手消毒。我透过玻璃往里看：一个硬性要求的鱼缸、可擦洗的地毯、可擦拭的安乐椅、带有工作人员照片的信息板，以及一个带有疗养院居民蒙太奇插图的倒计时板。在等待期间，一个穿着睡袍的瘦削的老妇人出现在玻璃的另一头。她撑着助行架努力地弯腰，然后停下来看着我。她用左手行了一个皇室礼，然后露出一个灿烂迷人的微笑。我们就这么站着朝对方微笑了一两秒钟。然后她沿着走廊往前走，一边走一边两头看，就像一位女王正在检阅她辉煌的宫殿。

又过了几分钟，一位护士慌忙冲到门口给我开门。她盘着一个高高的发髻，头上插着一支笔。她的深蓝色制服告诉我，她当晚值班。她一只手拿着一串钥匙，另一只手拿个夹满了纸的塑料文件夹。"我叫玛吉，抱歉让您久等了。"她说，然后转过身，大步朝她来的方向走去。她示意我跟上，边走边说："人手不足呀。"

"没关系。"我说。

我在第二扇双开门门口跟上了她。"乔治一直很温和，"——她在墙上的键盘上按了一组密码，"他是个真正的绅士。"门一打开，我们就被挡住了：一个虚弱的穿着绿色 polo 衫、光着下身的驼背男人在门口撞见了我们。"我要回家了，"他说，"再见。"然后从我旁边走进了主过道。

"不能这样，吉米。"玛吉说，急忙走过去抓着他。她挽着他的手臂，指引而非强迫他走向了另一条过道——很明显，他信任她。"快去找到你的裤子，然后穿上吧，拜托了。"和他说完后，她朝我咧嘴笑了一下。"欢迎来到疯人院。"她故意说道。

大楼的这半边全是男性居民——有些人在走廊上走来走去，有些人坐在休息室里。他们看起来都干净整洁，似乎被照顾得很好。在一部没有人看的电视上，名人们在走红毯；房间里闪烁着狗仔队的闪光灯。

玛吉带我沿着过道走到乔治的房间。"卡罗尔会来接应你。"她说，然后又大步流星地离开了。乔治的名字和照片被钉在了门上：一个大个子男人，秃顶，穿着开到腰部的夏季衬衫，古铜色皮肤，对着镜头微笑。这是一张假期快照。他的肩膀肌肉发达，他文了身的手臂搂着妻子、女儿和孙子。

房间里一切可以用作武器的东西都被拿走了，乔治全身赤裸地躺在房间中央的床上。他比照片上看起来更苍白和憔悴。墙壁周围是旧照片的影印件。其中一张照片上的乔治穿着制服，胸前挂着奖章，另一张照片上的他站在一辆吉普车旁，还有一张是他正向一名高级官员敬礼。再就是几十年后同一块奖章的特写，我觉得它们肯定已经褪色，并落满灰尘了。乔治仰面躺着，睁着眼睛，双手托着脸颊。他的额头一直冒汗，嘴唇在不停地蠕动，像是在默祷。我并没有见到卡罗尔。

我把我的包放在床边。"你好，乔治，"我说，"我叫加文·弗朗西斯，我是医生。你好吗？"我轻轻地把他的右手从脸颊上抬起，像是和他握手，然后用左手感受他的脉搏。一个穿着黄色护士上衣的中年妇女从旁边的浴室走了出来，她有着白色的短发和画过的眉毛。"他不会回答的，"她说，"他几乎一整天不说话。"她走到床的另一边，一只手放在他的肩膀上。"你不说话，是吗，乔治？真可怜。"她的声音像是在唱歌，好像在对一个孩子说话，但这里面的感情是真诚的。我俩站了一会，看着他赤裸的身体，纵然还有力量，却可悲地不再受他的思维控制。我抬头看着墙上的照片，卡罗尔也跟上了我的目光。"他曾经是军队的上尉，"她说，"他告诉我那张"——她指着乔治向上级致敬的照片——"是战争刚结束时在柏林拍的。他还能——细数他的奖章。"

我点头。"你给他拿过一床被子吗？"

"他都会扔开的，"卡罗尔说，并指向堆在角落的几件衣服，"他的睡衣也得洗洗了。"

我弯腰凑近乔治的耳朵说："我要给你量体温，然后做个检查。"他似乎没有听到，还在喃喃自语。我将体温计探头伸入他的耳朵，读数显示他有点发烧。我弯下腰，把听诊器放在他的胸前。空气顺畅通过他的肺部，他的心脏在低声跳动，像是有一只没有上油的齿轮在里面转动。我摘下听诊器，轻轻按压他的肚子，然后他的脸部抽搐了一下。"你取过尿样吗？"我问卡罗尔。

"在那里。"她说，手指绕过肩膀指向浴室。我从包里取出尿液检测棒，然后走进浴室：里面有耐磨的医院油毡、残疾人淋浴设备下的硬塑料椅子、墙上的把手、用塑料袋包裹的失禁垫。

要检测尿液是否被感染需要整整2分钟——那120秒可能是这个任务中唯一的放松时刻。尿液检测棒上的小方块装有化学试剂，这些化学物质浸入尿液后会变色，类似于DIY（Do It Yourself的缩写，意为"自己动手制作"）商店中的油漆色板，或旧地图角落用于表示高度的彩色图例。在等待的时候，我偶尔会想起几个世纪前的医生需要仔细检查尿液，寻找线索。而我通常只需要看着它变色。有时，我也会想起多年前的临床检查，一位著名的教授让我蘸湿尿棒并把它拿出来，"让我看看你的手是不是在颤抖"。

我将薄薄的测试纸棒浸入卡罗尔在水槽上留下的尿样，看着我的手表，数到 30 秒时读取尿液的血糖水平，1 分钟时读取血液和蛋白质信息，2 分钟时评估白细胞水平。蛋白质方格变成了养老院走廊的淡绿色。白细胞方格变成了和浴帘一样的淡紫色。

淡紫色、绿色和深蓝色条纹同时出现，这证实乔治又一次得了尿路感染。他的大脑运作非常平稳，只有少数细菌在膀胱生长。一旦健忘的人遭受恐惧或困惑，血液中的相关毒素一般会让感染明显加剧。

没有人知道为什么痴呆症患者在受感染时记忆力容易进一步衰退。在医学术语中，乔治得了"神志不清"（delirium），一种特殊的意识模糊。这个拉丁词语的意思和犁地有关："delirium"的意思是"犁沟之外"。乔治的大脑和思想习惯于成形的日常生活，有着习惯性反应，尿路感染像是把他思想的犁头从惯常的轨迹上挪开了。

1943 年，理论物理学家埃尔温·薛定谔在都柏林圣三一学院举办了一系列题为"生命是什么"的讲座。他将这些讲座和后来根据讲座整理出的书献给了他的父母。薛定谔认为，学习和掌握记忆的能力是我们作为人类最大的特点。他解释说，大脑和中枢神经系统正在进行持续的"系统发育转化"学习。要学习新东西，就要深入密切地了解自己的人性。

13 年后，薛定谔在剑桥大学三一学院进行了另一系列讲座。他将它们命名为"意识和物质"，并详细阐述了在都柏林时的主题：我们所认为的自我的大部分内容与我们创造新记忆的能力密切相关，我们用它来构想现在和未来。缺失记忆可能导致自我丧失，我们通过记忆编织世界的存在。"对意识来说，不存在之前或之后，"他写道，"只存在包含了记忆和预期的现在。"

薛定谔在学生时期阅读了大量经典著作，他的《意识和物质》以一个让人难忘的段落开篇。他将意识的神经科学与荷马《奥德赛》中的一个场景做了类比，一个失明的吟游诗人吟唱着战争的恐怖，美妙的歌声让奥德修斯不禁落泪。这个吟游诗人名叫得摩多科斯（Demodocus），意思是"送给人民的礼物"，人们认为荷马将他视为自画像。正如荷马的诗歌像是一幅缝缀上了自画像的华丽史诗织锦，薛定谔认为我们的意识从缕缕记忆中编织出经历，然后设法将我们的意识自我插入其中变成参与者。

阅读了薛定谔的《意识与物质》后，我找到了这个故事。"这就好像你亲身经历了特洛伊战争，或是从亲历者口中听到了这段故事。"奥德赛斯对得摩多科斯说，"你一定是缪斯或阿波罗的弟子。"

"缪斯"是宙斯和谟涅摩叙涅（记忆女神）的女儿。最早的说法是有三个："沉思"、"铭记"和"歌唱"。*"博物馆"是她们的宫殿，她们的工作是通过在记忆中注入创意生活的神圣火花来激发灵感。

记忆能让我们在时空中穿梭，让我们停泊在现在，将我们从此刻释放，然后让我们回到过去或想象未来。相反，丧失记忆将导致人变得社交孤立并迷失方向；丧失记忆就像是经历了自我本性的变化。人

---

* 后来的说法是有九个缪斯，她们的名字都很好听，分别代表"声音悦耳的""赞美的""天空的""令人快乐的""可爱的""声音甜美的""很多颂歌的""热爱舞蹈的""繁荣昌盛的"。

脑中有 1000 亿个细胞, 每个细胞平均有 5000 个突触, 这意味着有 500 万亿个潜在的连接可以嵌入记忆。人类用了很长时间才能阐明这些神经网络的规模和复杂——神经分支 ("树突") 过于密集, 导致最早的显微镜专家无法追踪单个细胞的连接。这就像试图晚上在雨林中看出一棵树上包裹着厚厚的荆棘。19 世纪末, 意大利人卡米洛·高尔基发明了一种技术, 经西班牙人圣地亚哥·拉蒙·卡哈尔改良, 可以控制对小片脑组织中的部分神经元进行染色。这就像找到了一种方法, 能在那片黑暗的雨林中选择一些树木, 给它们施加魔法, 让它们发光。在这幅华丽优雅的画作中, 卡米洛·高尔基揭示了大脑记忆网络的复杂性。

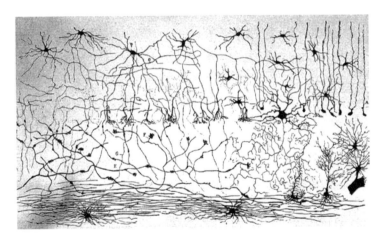

脑部神经元。创作者: 圣地亚哥·拉蒙·卡哈尔 (惠康基金会)

神经科学家谈到了几种我们学习新记忆的方式。只需几毫秒, 印象就能从我们的感官传递到大脑, 然后通过语义记忆网格的过滤, 形成"感觉"——通过语义记忆的筛子，经过多年的经验学习，声音成为被理解的单词，光的图案变成可识别的图像。我们的大脑并非被动地感知这个世界——通过将过去记忆中的遭遇一个接一个地编织和打结来构造出它的图像。这些网络不断被修改，因为有些连接或"突触"得到了加强，而有些被削弱——这个过程被称为"突触可塑性"。可塑性需要改变突触周围的结构。通过长期修饰每个脑细胞膜中的钙和钠通道，可以维持记忆。

有几种不同的记忆类型，其中有一个专门用于"工作记忆"的网络：皮层中反复回响的神经活动循环可以把信息保存几分钟。没有人知道这个机制有多脆弱，或者为什么它如此容易被牵制。如果你看到一辆汽车肇事逃逸，你在记忆肇事汽车的颜色和车牌号时可能会分心，但这在记忆你自己汽车的颜色或车牌时肯定不会发生。

你在重大事件发生时所做的事情，例如"9·11"恐怖袭击事件或者肯尼迪遇刺时，都被称为"闪光灯记忆"。你记忆中过去的特殊事件被神经心理学家称为"情节记忆"：我们生活叙事中决定性的画面性时刻。虽然人们不太了解这些事件，但海马体——每个颞叶底部的一个结构复杂的皮层卷曲——对于建立这些事件的记忆非常有用，并且需要通过睡眠进行巩固。海马体需要大量氧气，这说明它非常活跃；经历过缺氧的孩子的海马神经元较少，记忆力较差。神经心理学最著名的患者之一亨利·莫莱森于1953年接受了海马体手术以减轻癫痫。然而在手术后，尽管癫痫有效减少，他却再也没办法形成新的记忆。

大脑中高级皮质和海马体之外的部分参与了其他记忆模式。位于大脑半球正下方的基底神经节学习如何将新的有意识的运动和行为转化为无缝且无意识的行动。运动时间的"记忆"发生在小脑网络，这里负责协调演讲、网球发球之类的复杂动作。小脑的损伤会损害工作记忆，这表明它对于协调话语和图像，而不仅仅是肌肉，都是必不可少的。完成此任务的细胞是大脑中最复杂分支的神经元。

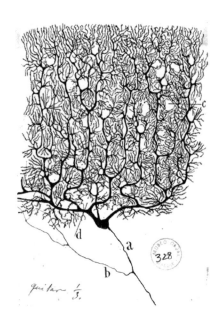

浦肯野细胞。创作者：圣地亚哥·拉蒙·卡哈尔（惠康基金会）

亨利·莫莱森的遗忘是一场突如其来的灾难——从手术那天起，他就无法记住任何新事物。正常临床实践中唯一可比较的病理是器质性健忘综合征（又名科萨科夫综合征）——我在 20 年的实践中只见过一次。当一种破坏性的酒精中毒与某些维生素缺乏结合时，会带来不可逆转的脑损伤。这是在奥利弗·萨克斯的文章《迷航水手》中折磨吉米的那种记忆丧失——一个得了科萨科夫综合征的人被困在了时间里，而他身边的一切还在继续前进。当吉米来到萨克斯的医院时，别人都说他"无助、痴呆、混乱和迷失方向"。但萨克斯发现他的个性完好无损，除了无法创造新记忆之外，他的意识仍然很强健。

要想知道遗忘有多少种方式，可以看一看精神病学教科书的索引。在痴呆症患者中，可能会发现"酗酒引起的""阿尔茨海默病""脑血管引起的""克雅病""抑郁症""路易体""帕金森症""精神病患者"。我发现，多达一半的痴呆症与脑血管病相关，身体老化和血管淤塞会导致一个更慢、更健忘的大脑。有些人是帕金森病——这种疾病可能一开始表现为运动困难，后期是思考困难，最终会影响记忆。但是在许多来到我的诊所表示出现记忆丧失的人中，有一种记忆丧失的原因无法确定——精神科医生将它归类为"老年痴呆症类型"。当对这种痴呆症患者进行尸检时，可以看到其大脑记忆回路被两种不常见的蛋白质堵塞。第一种是 β-淀粉样蛋白，位于脑细胞之间的斑块中；第二种叫作 Tau 蛋白，位于细胞内部的缠结中。

这些物质积聚的原因仍然是个谜，我们对如何预防也知之甚少。阿尔茨海默病导致的遗忘是不知不觉的——对于许多人来说，这个过程进展缓慢，不会造成困难，而对于其他人来说，Tau 蛋白和淀粉样蛋白的积累会越来越快，原因仍然不清楚。有些药物，如果吃得早，最多可以延缓 6 个月。但这些药物也有副作用，并且通常最需要它们的体弱的老年人对它们的耐受性很差。

当萨克斯找到伟大的俄罗斯神经病学家亚历山大·卢里亚，咨询他该如何治疗吉米时，他得到了一个意味深长又富有同情心的回应：

> 这种案例并没有对应的处方。你只能跟从你的才智和你的心。他
> 的记忆几乎没有任何恢复的希望。但记忆不是一个人的全部，他
> 还有感觉、意志、感情和道德等神经心理学之外的东西。正是从
> 这些非个人心理学之外的领域，你可以找到接近他甚至是改变他
> 的方法。你的工作环境特别有利于你这样做，因为你是在疗养院
> 工作，它就像一个小世界，与我工作的诊所和医院完全不同。在
> 神经心理学上，你可以做的事情很少或根本没有；但在个体角
> 度，你还可以做很多事情。

卢里亚的建议是为痴呆症患者提供专门的、资源丰富的护理服务：这种服务就像是我被疗养院叫去看看乔治。现在没有任何针对记忆丧失的有效疗法，在这种情况下，我们必须支持像玛吉和卡罗尔这样的护理人员的平和人性和热情。

现在我们的寿命比人类历史上的任何时间都长，痴呆症可能看起来像现代流行病，但这并不是什么新鲜事。老普林尼的《自然史》（约公元 70 年）中提到，"对人类来说，没有什么的本质能像记忆一样脆弱"，因为它会受到疾病、受伤，甚至恐惧的影响……往往即使在身体处于休息和完全健康的状态时，记忆似乎也要逃离我们。但是，对老普林尼来说，相比于痴呆症，他对它的另一个极端更感兴趣，那就是惊人的记忆力。他说起了关于波斯的塞勒斯国王的传言，据说他记

得数千名士兵每一个人的名字；一位大使在抵达古罗马一天内就记住了每位参议员的名字；还有一个名叫查米达斯的男人，只要给他图书馆里任意一本书的书名，他就可以讲述书中的内容，就像在大声朗读一样。

豪尔赫·路易斯·博尔赫斯从老普林尼那里获得灵感，写下了《博闻强记的富内斯》，书中一位乌拉圭高乔人伊雷内奥·富内斯经历了坠马，醒来时虽然瘫痪了，却得到了从不出错的记忆力。通过完美记忆的力量，富内斯的生活变得无比富裕和光明；他最模糊的回忆深处重焕光彩，变得清晰。他能够记住他所见过的每一朵云的形状，并且能够比较在书中看到过的每一张天空图片和各种各样的大理石花纹。在他母亲家卧室的里屋，点上蜡烛，富内斯只需翻翻字典就学会了英语、法语、葡萄牙语和拉丁语。博尔赫斯能让富内斯用几个小时前刚学会的完美拉丁语对着老普林尼慷慨陈词。[*]

对于富内斯来说，正常的生活却一去不复返，因为他周围世界的变化和不断的转变使他心烦意乱。他视觉记忆的活跃和清醒意味着他会被衰老、腐烂和所有生物渐渐老去的蠕变的微妙影响折磨。记忆与我们的人性有紧密的联系，但它必须是有选择性的：过度活跃和生动的记忆可能是一种诅咒，这不仅仅会发生在富内斯这样的学者身上。我知道有数百名记忆丧失患者因此失去了自我，但我也曾接触过几十名希望忘记痛苦回忆的患者。遗忘与记住一样重要。"事实是，"博尔赫斯总结道，"我们都靠遗忘来存活。"

---

[*] 有人猜测博尔赫斯自己就拥有惊人的记忆力。在他失明多年之后，他能够记住某句看了一次的引文在哪一本书、哪一页及在页面的哪个位置。

在一座能俯瞰玛吉和卡罗尔工作的疗养院的山上，有一座富丽堂皇的大学商学院。从路边穿过一片槌球草坪才来到大楼，里面有一座博物馆。从马路上难以看清大楼，因为它隐藏在葱郁的栗树、梧桐和樟子松后面。我上次去的时候是春天，主干道两旁是盛开的樱花，槌球草坪边上长着风铃草。这里看起来一点都不像市区，大楼刚建成时，它也的确不为市区而建。它建于维多利亚时代的最后几十年，被设计成一座意大利宫殿风格的"水疗医院"，以其宁静的地理位置和具有治疗功效的温泉吸引愿意付钱的患者。它的中央塔有五层，侧翼只有三层；西北向的高高的推拉窗望向法夫郡。1916 年，医院因战争而被征用，并被重新命名为克雷格洛克哈特战地医院，供在惨烈的索姆河战役中得了炮弹休克的军官进行休养。

小博物馆展示了 1916—1919 年建筑物如何成为近两千名军官的家，其中包括诗人威尔弗雷德·欧文和西格夫里·萨松。其中一名驻院的精神病学家威廉·H. 里弗斯率先采用一种新方法来治疗那些被记忆折磨的人。里弗斯试图了解那些人的记忆如何成为一种折磨，以及如何在没有痛苦的情况下诱导他们产生记忆，而不是指责那些军官怯懦或装病。

1917 年 12 月，里弗斯在伦敦英国皇家医学会就克雷格洛克哈特的工作致辞。他说，压抑记忆并非病态，而是"教育和所有社会进步中的必要因素"。里弗斯说，士兵通常在长时间的训练中学会压制战争带来的痛苦，并将冲突中产生的强大情感转移到其他渠道。但是，战争来得很突然，而士兵训练不足。"通常需要多年的压制训练必须在短时间内完成，"里弗斯称，"所以那些受训不足的士兵不得不面对人类历史上从未有过的压力。"炮弹休克本身并不是压制，而是适应不良和无效的压制。处理复发性创伤记忆的唯一方法是重新回忆，与精神科医生一起审视这些记忆，并希望它们的情感意义有所消减。

里弗斯的一个案例是一名军官，他是当时战场上的最后一名幸存者，一路跟跄踏过了他朋友被炮弹撕裂的头、躯干和四肢。这名军官试图忘记这个触目惊心的事件，但每天晚上他都被噩梦所困，一次又一次看到他残缺的朋友在战场上被炸开。他惊恐地醒来，汗水浸湿了他的枕头。里弗斯意识到这是这个军官对朋友的爱给了他这种可怕的记忆力，并攥住了那段经历中的一些片段。"让病人能够换一种方式去回想，来减轻这件事的恐怖和可怕。"他让这名男子采用另一种想法："结论是（他的朋友）的确是被迅速杀死的，无须遭受长期的痛苦，而受了致命伤的人往往要经历更长的折磨。"

里弗斯表示，这名男子的脸立刻变得明亮起来，"他觉得他可以让他的记忆采用这种思维"。从那天起，每当痛苦的记忆再次浮现，他就会自我灌输他的朋友已经免受折磨的想法。几晚后，噩梦消失了。后面类似的梦再出现时，他不再感到害怕或恐惧。在第二个版本的梦中，他能够支配自己：他蹲在死去的朋友旁边，轻摸他的遗物并收集了起来，甚至能够与他轻轻谈论他们共同的悲痛。

1917 年，即西格夫里·萨松从克雷格洛克哈特出院后的一年，他为战争诗歌选集写了两首诗，标题让人想起那些记忆之神——武装的缪斯。在整个选集中，战争的画面被作为一种胡言乱语或疯狂。其中一首由萨松贡献的诗歌《后卫》，暗示了留下痛苦回忆能实现适度的解放，尽管这种解放可能意味着在战场上拥抱死亡：

最后，他的发梢沾满了汗水与恐惧，

爬过黑暗，走向暮光，

一步一步，卸下身后的地狱。

在套房的浴室里检查完乔治的尿液后，我回到了他的床边。卡罗尔现在正坐在他旁边，抚摸着他的手臂，用低沉、抚慰的声音和他说话。"他有尿液感染，"我说，"我去车里给他拿一些抗生素。"在离开之前，我站在那里看着乔治。他似乎没有注意到我，他的嘴唇继续发出低语，汗水汇集在他的眼角。我想知道他的记忆在 β - 淀粉样蛋白和 Tau 蛋白质缠结中丢失了多少，但卡罗尔告诉我，他在清醒的时候能记得 70 年前的战争，以及他每块奖章背后的故事。幸运的是，抗生素能让他暂时结束神志不清，回到常态，他的思绪和记忆也会随之而来。在丧失记忆的错乱中，我们会失去大部分我们所理解的身份：希望有了抗感染药物和卡罗尔这样的工作人员的照顾，乔治能再次找回自己。

玛吉带我回到了那三扇门，这次输入了不同的密码。我们走到了室外的黑夜里，有那么一会儿，我们站在一起，享受了一下出诊任务之间的空隙，呼吸新鲜空气。我走到车边，看到急救笔记本电脑上提示又来了两个需求，然后我拿起了一盒抗生素。在走回玻璃门的路上，我看到玛吉在和我之前见过的老太太说话——那个像女王一样向我敬礼的人。她正在解释一些紧急的事情，眼睛明亮，双手灵活。玛吉站着耐心地倾听，一只手搭在她的肩膀上，仿佛她整夜都在听。

第 23 章　死亡：生命之赞歌

死亡的到来或生命的短暂会让一些人终日惴惴不安，也会让另一些人更有动力生活。

——达米安·赫斯特

一位警长曾告诉我，在案发现场时，切记要将双手放在口袋里，人有时很难抗拒伸手去触碰谋杀受害者或潜在的凶器的诱惑。他对法医缺乏信心。"有一次在案发现场，受害人瘫在一张桌子上。"这位警长告诉我，"他的后脑勺上有一个狭长的伤口，前额上还有一个洞，桌子上的胶木电话也被打成了碎片，很显然他是被枪杀的。而法医到达现场则说：'嗯，看起来我们需要找到的作案工具是一只高跟鞋，或者是一把刀。'"

他曾经被叫到一座高层公寓楼，在那里发现了一具高度腐烂的尸体。"这是我见过的最奇怪的事。"他告诉我，"我有一个证人说她前一天还活着，但证人肯定弄错了，她已经快化成液体了。"

这位警长很早就退休了，我问他在见过这么多起谋杀案件后，是否会对生活感到悲观。"并不悲观，"他说，"但会想更多哲学性的问题吧。人生短暂，及时行乐。"

我的病人和我在诊所短暂相处后，会回到正常的生活中去，可能数月或数年后，我们才会再次相见。偶尔，我会从医院或警察那里听说他们已经死了。他们死亡的方式往往不会令人感到惊讶，至少会是在意料之中。如果死亡令人意外或者有些疑点，便会对死者进行尸检。

最近，我打电话给法医，询问她为我的病人准备的验尸报告，我意识到自己极少有机会与她或她的同事沟通。"我的很多工作内容都是基于猜测，"我对她说，"试图弄清楚患者的皮肤下发生了什么。我真羡慕你能够直接一探人体究竟，真是一劳永逸。""这是一个误会。"法医夏洛特·克莱顿回答道，"我们也没有所有的答案。"她邀请我过来亲自看看。

早晨八点半，我在夏洛特的办公室见到了她，当时她正忙于写上午案件的警察摘要。从河里捞出了一具男性的尸体，在附近还发现了渔具。夏洛特说，他可能是跌倒后淹死的。有一个50多岁的女人也被发现死在了自己的沙发上，夏洛特想查清楚这个女人是否死于心脏病发作。这种情况的可能性很大，也有可能是毒气或毒品中毒。"我们验尸的对象很少是女性，"她说，"一般暴力或可疑案例的受害者都是男性。"还有一个患有病态肥胖症的男子，尸身在厨房被发现时脸朝下趴着，可以想象他是死于食物导致的窒息。警方报告详细地列出了每种情况、证人陈述、家庭医生提供的一些病史，以及家庭成员提供的所有相关信息。在夏洛特对每位死者的描述中，能感受到她冷静的专业态度和明显的好奇心。她的工作就是寻找答案，希望一早上的忙碌可以让她如愿以偿。

我换上了医院的蓝色制服。在更衣室和尸检室之间有一块铺着马赛克瓷砖的清洗区，和游泳池边的冲洗区类似，橡胶靴整齐地排列在墙边，旁边还有一根连接着水龙头的软管。尸检室位于整个建筑物的中心，几乎得不到自然采光。其中配备有三个人身长短的钢托盘，高度大概到我的腰部。人手足够时，可以同时进行三个尸检。天花板上的通风机将空气向下推送，远离法医的鼻子。"理论上是这样的，"夏洛特说，"但它不是很好用。"在房间的一侧是一面玻璃墙，背后还设有座位，提供学生观看的空间。紫色的荧光防虫装置在墙上一闪一闪的，旁边还有一面标志牌，上面写着："禁止饮食或吸烟。"我们围好一次性围裙，套上塑料护手，戴好手套，又严丝合缝地把长护手的边缘塞进手套里，准备开始。

我生平头一次看到尸体，是进入医学院的第一周。在解剖室里，我见到了一具男人的尸体，保留有部分的皮肤。他的尸体大部分都盖在一块亚麻布的下面，死后僵硬的右臂指着天花板。防腐剂把肌肉变成了棕色，棕色的肌肉附着在臂骨上，从肘部向着手指如同常春藤环绕着树干一样包裹着骨头。

在太平间，第一具尸体躺在轮床上被拉了出来，先叫他菲利普吧。他没有披着亚麻布也没有被注射防腐剂，皮肤是灰色且斑驳的，除了鱼啃食过的地方，大部分还算完好。他的眼睛半睁半闭，头向后仰着。验尸检查的第一项任务是搜索肌表划痕、伤疤和伤口。夏洛特仔细检查了他的手、指甲和脚上是否有挣扎的痕迹，并指着他右眼的血丝说："看，他手臂的右侧也是红的，所以这只是重力引发的血丝，因为他死后就一直就向右边躺着。"

夏洛特拿起一把手术刀，从菲利普的喉咙一直切开到耻骨上方，打开了他的腹腔。无论是在手术室还是解剖学教室，我总是忍不住为这揭示真相的一刻惊叹：仅仅在我们皮肤下方几毫米的地方，在人体的内部，隐藏如同钟表内部般错综复杂的系统，我们的生命全要仰赖它的正常运行。菲利普已经死了几天，他的内脏已经开始腐烂，我不得不忍住喉咙涌上的恶心，但夏洛特依然冷静又快速地继续着她的工作（"我只在有蛆虫时才戴口罩"）。* 她切断了直肠和食道，然后将所有主要的腹部器官——肝、脾、胃、肠—— 一股脑地抬起来，放在塑料托盘上，留下的是一个空洞的、孤零零的躯壳。托盘暂且放在一个检查台上，我们先检查尸体。

腿的主动脉从膀胱的一侧进入骨盆。 夏洛特从中挤出一些血液，送去分析血中的毒品和毒素含量。"我通常从诊所送尿液去专门机构进行毒理学检查。"我说。"我们也这么做。"她回答道。我们的不同之处在于，我让患者带一个取样杯去厕所自行解决，她则用刀直接在膀胱顶部切开一个小孔，用注射器吸出一些尿液。

下一步是对颈部的精细解剖，这一步的视觉冲击力和切开腹腔相比显得较为温和。颈部由几层肌肉组成，每一块肌肉都有自己的作用，让人可以做出言谈或吞咽的动作。夏洛特将肌肉一层一层地拨

---

* 法医也必须是昆虫学家：尸体上发现的不同种类的昆虫可以帮助法医更加精确地判定死亡时间。爱丁堡的病理学部门正在研究总结苏格兰较冷的天气对于尸体上发现的虫类的影响。

开，搜寻瘀伤或出血的迹象，也就是任何可能会显示被害人是被勒死的迹象。（在解剖课上，我也学过相同的解剖技巧。此时此刻，医生就像一位温柔地刷扫地球的考古学家一样，导师会抬起每块带状肌肉，最终找到隐藏在下方的神经组织。）我们没有发现瘀伤或挣扎的迹象，而起到固定舌头作用的 C 形舌骨也是完整的。"没有扼杀或吊挂的迹象。"夏洛特说，"如果在尸检过程中不小心破坏了舌骨或喉部结构，最好记录下来，为将来进行重复尸检的可能做准备。"

在进行正面切割的时候，夏洛特没有检查肋骨部位。现在她用剪枝刀剪断了它们的前端，一直剪到锁骨，又剪断锁骨，抬起胸骨，露出胸腔内闪闪发光的心脏和肺叶。心脏被固定在被称为心包的坚韧膜内，夏洛特小心翼翼地不去刺穿它。紧接着，她快速地在口底划开一个 U 形的开口。由于颈部肌肉已被分离，她一口气将舌头、喉咙、气管、肺和心脏取了出来。

菲利普的舌头被放在解剖托盘上，光滑且呈紫色，仍然连接着他的喉咙和食道。夏洛特开始对整块组织进行整齐、精确的切割，寻找被咬或被咀嚼的证据，这样的伤口可能表明死者在死亡之前癫痫发作或曾经有过激烈的挣扎。舌头一切正常，所以她又转回桌子处理头部。

当我们一直在解剖托盘旁忙碌时，尸检室的技术人员已经将菲利普的头皮从顶部切开，从左耳到右耳划开一道长的切口，然后露出头骨，将额头皮肤向前剥离，盖住脸部，再把头皮向后拉，颅骨——拱顶状的头骨部分——被移开以露出大脑。夏洛特仔细检查了大脑细胞膜，证实没有出血或脑膜炎的迹象，然后提取大脑进行检查。

　　因为我们的大脑无法承受自己的颅骨重量，所以它们会漂浮在脑脊液中，如同胎儿在子宫内漂浮一般。夏洛特把大脑放在一边，脑组织是奶油色和灰色相间，软趴趴地摊在托盘里。然后她剥去了乳白色的脑膜，我们得以望进空荡荡的头颅底部的光滑轮廓，那里聚集着通向面部、耳朵、眼睛和舌头的神经入口和出口。"你有没有见过听觉神经瘤？"我问她，那是一个相对罕见的肿瘤，生长在耳部神经上。"哦，见过。"她说，"它们比你想象的要常见些。"

　　夏洛特指出了覆盖内耳机制的骨质珠光半透明体。"你能看到它略带紫色，颜色来源于骨头后面内耳中的血液。你会觉得这是头部创伤的证据，但我们常常在溺水的受害者身上看到这种迹象。"

　　"为什么？"我问道。

　　"重力。"她说，"当身体在水中时，人往往会头部朝下，静脉和动脉内的血液就开始从血管渗漏到内耳。"*

　　我们能感觉到头骨上没有骨折。太平间技术人员用棉布填充了脑内空间，然后将颅骨放了回去，将皮肤缝合，就好像大脑从未被打开过一样。

　　菲利普身体剩下的部分就放在那个不锈钢桌子上。他的所有主要器官都已被移除，他从腹部被切开，胸部被挖出，胸腔张开。夏洛特把他的头靠在现在如纺锤一般细的脖子上，轻轻地从一侧摇到另一侧，测试骨头是否有骨折。因为他的喉咙和气管已被移除，可以沿着

---

* 托马斯·布朗引用了普林尼的论点，认为溺水的女性会脸向下地漂浮，而溺水的男性则会在水中肚子朝上，也就是说"两种性别在死后都会自然地遮掩自己的羞处"。他的看法是错误的。

颈椎的前部伸出一根手指，检查每对骨头是否全部对齐。她用刀子仔细地将每根肋骨与相邻的肋骨分开，并来回移动以感觉是否有任何骨折。四肢和骨盆都被直接略过了。她解释道："很少有因四肢上的伤口而死的受害者，现在我们要检查器官了。"

现在所有主要器官都放在那几个托盘里（当我还是一名医学生时，我只被允许观摩这个部分的验尸）。夏洛特还在有条不紊地进行着，她的许多动作都无比精细。有时候她也要放慢速度，把纸巾捏在手里，仿佛在努力思考着远古卷轴的秘密。例如，她对心脏的检查涉及在每个冠状动脉上进行的数十次小切口，寻找有可能导致心脏病发作的任何凝结块。有时她也快速准确地进行切割，将每个肾脏切成两半，或者将肝脏切成宽条来寻找癌细胞和囊肿。令人惊讶的是，她几乎是凭直觉完成的工作。"有些肝脏非常油腻，充满了脂肪。"她告诉我，"感觉一下这里，"她递过来一个肺叶，"胶皮质化意味着已被感染了，但健康的器官组织，会感觉到透气和轻盈。肺气肿又是不同的感觉，太轻太通风，就像包装用的泡沫。"在菲利普的一个肺部表面，有一块乳白色的黄色斑块（"他可能参与过石棉方面的工作"）。夏洛特取出一块肺部组织，以便在显微镜下进一步检查。

房间另一端有一块白板，上面记录着每个器官的重量和类别。"我们已经习惯于看到超重男人过大的心脏器官，而当我们遇到一个正常大小的心脏时，反倒会感到惊讶，我们反而会以为它有问题呢。"夏洛特打开菲利普的心脏，检查它的心室，然后在肺动脉中查看肺栓塞的凝胶状凝块的痕迹。她引导我的指尖进入了菲利普的主动脉的里层，能感受到黏稠的质感，显示他有高胆固醇。"另一个苏格兰人的大问题啊。"她说。

夏洛特已经检查过舌头、喉咙和喉头，现在，她沿着气管检查是否有肿瘤，然后从后面切开气管，以寻找可能导致窒息的任何障碍物，但并没有找到什么。"腹部一般没有太大的问题。"她说，"我们有时会看到肠道有肿瘤初芽，通常还有很多胆结石，瞧。"她递给我菲利普的胆囊，感觉就像一袋骰子。

"你有没有在胰腺中找到什么东西呢？"我问道。"有时候会发现肿瘤，有时是一块巨大的胆结石，堵住了出口，但通常并没有什么。"胰腺会产生消化食物所必需的酶，死后这些酶会释放出来。这会导致胰腺自我分解，器官本身会分解成液体。*

尸检中使用的长而光滑的刀被称为"脑刀"，因为它们的主要用途是切割脑组织。夏洛特先是有条不紊地横向切入大脑，从前面开始并缓慢向后移动，每个切片的深度大约为 1 厘米。同样的程序也要在小脑上进行一遍，切入连接他的思想和身份的脑细胞，希望揭示导致他死亡的原因。然后夏洛特将所有脑切片放在一个平板上，以便可以一眼就看到菲利普大脑的整个结构。一部分大脑已经被分解，但灰色和白色物质分明，没有肿瘤、囊肿或出血迹象。夏洛特从海马体和小脑的一部分（海马齿状回内神经）取样。"它们是对缺氧最敏感的部分。"她说，"如果他在去世前曾有缺氧反应，这个部分会留下痕迹。"

在帕金森病病人的大脑中，夏洛特注意到脑干没有黑色组织，即

---

* 托马斯·布朗的《先知盛典 1》中写道："有些人和泰勒斯的想法相似，认为水是万物之源，但水也会腐败，在湿润中死去。"

所谓的黑质。"在血管性痴呆症的病人脑中，"夏洛特说，"你很少会看到大脑中的斑点，慢性一氧化碳中毒的受害者也是如此。在多发性硬化症病人的脑中，有粉红色的软胶区域，那是破裂的神经脂肪鞘。"

菲利普的所有器官都被放回了胸部和腹部的空腔中，伤口被缝合起来，直到他看起来和尸检前一般无二。夏洛特拍摄的样本已被贴上标签，并将被送去进一步检查。"毒理学的检测也会在实验室进行。"她说，"我们会看到他是否曾被下毒。但通常情况下，验尸的结果是非决定性的。我们在他的胸部发现感染，他好像并没有被攻击，也没有明显的迹象能够解释他突然的昏厥。"

"那么，下一步怎么办？"

"地方检察官*将对我的报告加以考虑，但这只是证据的一部分。由她决定死亡是否可疑，而不是我。"

我现在已经明了尸检的程序。夏洛特接着对另外两具尸体进行了同样的检查，每个尸检花了不到一个小时。当我们打开那个50多岁女人的头骨时，有血渗出，她死于大量脑出血，而不是心脏病突发。"实际死亡情况会是什么样的？"我问夏洛特。

"她可能很快就死了。"夏洛特抬起女人的大脑说道，要不是由于出血导致颅骨内的压力上升，也就意味着血液无法到达大脑，无法完成内部循环，或者脑干梗死导致呼吸停止，甚至会使她的心脏停跳。"看，那里有破裂的部分。"她一边说，一边指向在脑部框架中如同葡萄一样挂着的小动脉瘤，它看起来像一个小小的、空瘪的酒囊。

---

* 地方检察官是苏格兰的特有职位，和验尸官职责类似。

那具肥胖的男性尸体确实因窒息而死，当我们打开他的气管后部时，我们发现了马铃薯块。"窒息的死亡时间呢？"我问道。

"他的痛苦很快就结束了。"她回答道，已经猜到了我真正关心的问题，"有关窒息的法医学研究发现，你会在窒息后大约10秒内失去意识，12或15秒之后癫痫发作。"接着，她向我解释了意外发生的整个过程。一开始，血液会在男人衰弱的心脏和无意识的大脑之间流动，直到达到临界点，缺氧将使两个器官都受到不可逆转的伤害。我回想起生物化学课程，以及血红蛋白分子为了维持生命而进行的复杂工作。当他失去意识时，男人的血红蛋白会从明亮的熔岩红色变成暗淡的紫水晶色。"血液中的氧气越少，心肌就无法继续支撑了。"夏洛特说，"心脏进入心室颤动，脉搏也会停止。"

几十年来，一直不断运行的人类的身体，是无数个精细的零件共同运作：肾脏中的血液过滤，肝脏中的毒素筛选，脑干中的呼吸维持，最后在人走向死亡时，却会在分秒中停止一切工作。"窒息三四分钟后，"夏洛特说，"人就没有生命迹象了。"

当我们完成最后一轮验尸后，我脱下了围裙、长护手和手套，然后用水管冲洗橡胶靴。我在淋浴室站了很长时间，试图洗掉溶解人体液的气味。我下午要去诊所，需要换回裤子、衬衣和领带。更衣完毕，我来到了夏洛特的办公室，她正在写工作报告。当我走进去时，她抬起头向我微笑。

"你觉得怎么样？"她问道。

"你看过这么多死亡，"我一边问，一边拉直领带，"有什么感受吗？"

她停顿了一下，继续看她的报告。"我没有想太多。"她终于回答道。"但是，"她深深地吸了一口气，然后又微笑着说，"在一上午都用来尸检后，我总是想要庆祝活着真好。"

在外面的主路上，一只死老鼠已经被来往车辆碾轧平了，一只乌鸦正在上面叼食余下的部分。我踏上车，骑了800多米，回到了我自己的诊所。

在那天的整个下午和之后的几个月中，尸检房发生的一切不断在我的记忆中闪现。"尸检"（autopsy）在英文中的意思是"亲眼去看"，如同面纱被拉到一边，显现出面纱下无比的脆弱不堪。我在和病人谈话时也会突然想象他们躺在太平间的板子上，眼睛闪亮着，血液冰冷沉黑。在验尸间的所见所闻未让我震惊，却也在激励着我。在某种程度上，医学是推迟死亡的艺术。我回到了本职工作中，充满全新的能量。

第24章　转变

这可以持续多久呢？无论如何，让我们去开阔眼界吧。

——安妮·迪拉德 《圣磐》

在我诊所注册的大概有不到 4000 名病人，有时他们的困难似乎像洪流一样冲刷着诊所的每个角落。但我清醒地意识到，我和我的同事只能看到他们生活中最简单的片刻，我们短暂的咨询时间只是这个人生命时间的大潮中瞬间的小小旋涡。仅在早晨的问诊时间段，我可能就会面临各种各样的事项，从临终关怀入住安排、安慰焦虑难耐的情绪、对不适症状的了解、治疗发烧的婴儿，到调整抗精神病药物用量和评估骨折的恢复情况。我可能会恭喜病人癌症的缓解，也可能要表达对其症状加重的歉意；我可能会欢庆婴儿的安全降生，也可能要安慰一位伴侣去世的家属。有些工作是适度和常规的，有些又紧急且充满戏剧性，大部分是有益的和有价值的。医学最好的一面是引发并影响人类的变化，有发生变化的可能，这本身就意味着希望。

我从诊所可以很快走到一个可以俯瞰整个爱丁堡市中心的悬崖。它被称为索尔兹伯里峭壁，周围的区域长期以来一直是文物保护的皇家公园，这里的景色总是那么壮观。这里的岩石是由 3 亿多年前通过地壳的褶皱和旋转喷出的岩浆冷却后形成的。苏格兰当时靠近赤道，而当地的基岩—— 一块隆起的海床——当时已经很古老了。你仍然可以看到在较软的砂岩基底和坚硬的岩浆侵入之间若隐若现的台阶。几个世纪以来，城市的街道铺满了来自索尔兹伯里峭壁的坚硬石头。

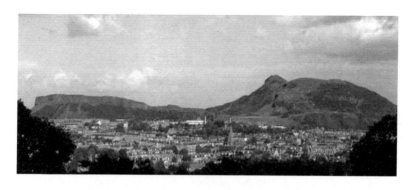

爱丁堡布莱克福德山上看到的索尔兹伯里峭壁和亚瑟王座（2017 年）。摄影：加文·弗朗西斯

　　18 世纪 80 年代，一位名叫詹姆斯·赫顿的当地医生、化学家和农民对这个峭壁进行了探查，意识到这片峭壁见证了一件了不起的事情：地球表面不是静止的，而是在慢慢搅动。他向爱丁堡皇家学会提交了一篇论文，认为峭壁下面的砂岩是在"无法探知的海域"中形成的，然后才升起成为陆地。他正在唤醒一个古老的想法：在《变形记》中，奥维德描述了陆地和海洋不断循环变化的过程。"我见过曾是固体的土地现在变成了海洋，"奥维德写道，"曾经的海洋变成了如今的陆地。"赫顿则描绘了一幅永生普世的景象："我们找不到开始的

痕迹，也没有结束的证据。"

　　从我惯常喜欢驻足的位置从崖顶望去，可以看到诊所像一张活地图一样在下方展开。云和光的影子在城市的表面移动，将城市划分开又将其合并起来。我的病人的生活就在策马奔流中向前推进。我还能看到我的医学院母校和旁边公园中的榆树和樱桃树，就是在那里，我第一次发现了生物化学的美丽和优雅。加里·霍布斯曾经从那棵树上摔了下来，以为自己会变成一只猫；在那片居住区，汉娜·莫利尔三次怀孕，哈里·阿尔克曼给自己注射了健美药物。还有我的病人经常去的酒吧和文身店，他们的公寓、办公室和大学礼堂。北边是太平间，南边是火葬场，而在它们之间，有几片绿草葱葱的墓地。那里是我推荐安有假肢的病人转诊的康复医院，还有性健康中心的更年期和性别诊所。西边是克雷格洛克哈特山，里弗斯曾在那里寻找战争记忆的救赎方法，而在小山附近，则是他的继承人经营的阿尔茨海默病研究中心；还有一间研究所，此时此刻，研究所中的科研人员正在复制数千年进化中形成的基因突变行为，如今几分钟内便可完成。人类有了改变自己 DNA 的能力，而我们还不知道这种能力究竟是一个诅咒，还是一份福缘。

　　奥维德《变形记》的结局很乐观，描述了罗马的居民来到街头，迎接从希腊远道而来的医神，拯救瘟疫泛滥的城市。医神化为蛇形，代表着变化和重生，它蜿蜒穿过街道，停留在一个将台伯河分隔开的岛屿上休息。在那里，医神"恢复了神圣的外表，结束了人民的痛苦，并通过他的到来为城市带来了健康"。在全书的结尾，恺撒被神化，升到天堂，变成了一颗星星。奥维德自称他辉煌隽秀的诗歌已经让他不朽。但没有人可以不朽，没有事物是永恒的，一切都在变化，即便是星星亦然。

　　这个世界过去是，将来也永远会是一朵不灭的火焰，不断闪烁、跳跃……它的停歇即是改变。

——《赫拉克利特残篇》30，84

致　谢

　　启发我撰写这本书的，是我 20 年来记得的诊室里的各种遭遇，我最感激的人就是我的病人。出于身份保密的要求，我无法对他们一一致谢。我要感谢 Profile 出版社的安德鲁·富兰克林、塞西莉·盖福德和彭妮·丹尼尔，以及惠康收藏博物馆的科蒂·托皮瓦拉，感谢他们的信任、支持和出色的编辑。感谢苏珊·希伦精心地编辑了手稿，也感谢珍妮·布朗——她是我认识的唯一一位提供保姆式服务的文学经纪人。

　　感谢李·伊利斯关于卟啉病和狼化妄想症的深入见解，还要感谢吉纳维芙·莱弗利允许我引用她关于奥维德的书。《受孕》一章中的一些想法受启于托马斯·拉克尔 1986 年的论文《性高潮、生殖和生殖生物学政治》。感谢剑桥大学的嘉莉·沃特让我的文章符合奥维德和赫拉克勒斯的理论，道格拉斯·凯恩斯则让我匹配了赫拉克利特和尼坎德的理论。如果没有斯文·林德奎斯特的《仰卧推举》，我也不能写出《健美》一章。克莱尔·普雷斯顿关于托马斯·布朗的著作对

《头皮》一章的写作有极大帮助。在我为本书做调研时，爱丁堡大学的马尔科姆·麦卡勒姆给予了我极大的时间和精力支持。托马斯·莫里斯的《心脏的故事》帮助我写出了《出生》一章，玛丽娜·沃纳帮助我了解了完整的欧洲和近东关于焕颜的神话。非常感谢凯蒂·瓦尔德曼发表在 *Slate* 上的精彩文章《曾经有一个女孩》对《厌食》一章做出的贡献。关于《幻觉》一章，非常感谢特雷莎·喜代太，以及保罗和约翰·吕萨克在 2010 年发表的《精神分裂症和自我体验的改变》。感谢爱丁堡大学的托马斯·威廉斯和爱丁堡皇家儿童医院的路易斯·巴斯花大量时间和我分享想法，帮助我完成《青春期》和《巨人症》两章，也要感谢詹姆斯·霍尔和伊恩·麦克卢尔。在《妊娠》一章，感谢奇特拉·拉马斯瓦米允许我引用她的书《预产》。感谢玛吉·纳尔逊让我引用了她的书《阿尔戈英雄》；埃朗·安东尼对变形的看法对我很有启发。感谢迪克·斯瓦伯教授帮助我确认了《性别》一章中引用的验尸研究的细节。感谢戴安·米克利让我引用她对厌食症的看法。感谢乔·阿伦特教授指导我关于南极洲昼夜生物钟的硕士论文——《时差》中的一些材料来自她。感谢詹姆斯·科恩允许我引用他关于去除不再需要的刺青的看法。感谢斯蒂芬·欧文斯、卡里卢·萨内和康纳·多尔蒂欢迎我来到冈比亚的科内巴。感谢艾尔萨·格比邀请我到爱丁堡的更年期诊所，以及已故的厄休拉·勒古恩、路易丝·福克斯克罗夫特、杰梅茵·格里尔和艾奥娜·希思，允许我再现他们对更年期的反思，包括之前已发表和未发表的内容。感谢塞尔吉奥·贝斯滕特向我介绍了马莎·费尔德曼的著作《阉人》，他是一位优秀的编辑和朋友。感谢安纳托尔·布洛亚德允许我引用他的散文集。

感谢企鹅出版集团允许我引用奥维德的《变形记》(玛丽·M. 英尼斯翻译，版权所有 ©Mary M. Innes，1995)。感谢安德鲁·甘农、奥利维娅·贾尔斯和杰米·安德鲁帮助我更深入地了解各种义肢的用法及他们与义肢的故事。感谢爱丁堡大学的理查德·莫里斯教授分享了他关于记忆和脑损伤的想法。感谢纽约的卡伦·埃德加和莫斯科的亚历山大·卢里亚允许我引用卢里亚写给奥利弗·萨克斯的信，这封信被收录于《错把妻子当帽子》。感谢达里安·赫斯特允许我引用他在《电讯报》上对死亡和活力的评论。感谢戴维·法里尔和皮特·多沃德阅读了早期版本的文稿并向我提供了富有洞察力的意见。

　　早期版本的《性别》一章首次发表于 2015 年 11 月的《新共和》；我在萨拉·肯尼迪和珍妮弗·怀特的帮助下写下了这篇文章，踏上人类转型研究之路。感谢编辑允许我在此书中引用此前的一些内容，感谢劳拉·马什和埃玛·芙灵杰·麦钱特的优秀编辑。早期版本的《狼人》和《死亡》首次发表于《伦敦书评》；感谢玛丽－凯·威尔默斯允许我进行收录，感谢保罗·麦耶斯考夫的认真编辑。《睡眠》中的一些材料是我为在《伦敦书评》上发表的论文《脑卫生》做研究时发掘出来的。《记忆》中使用的突触可塑性网络的材料，是我在《纽约书评》上发表的一篇关于圣地亚哥·拉蒙·卡哈尔的文章《大脑的花园》中所做研究的成果。

　　我在达尔基斯路诊所的同事们功不可没：感谢特雷莎·奎因、菲奥娜·莱特、伊什贝尔·怀特、贾尼斯·布莱尔、杰拉尔丁·弗雷泽、珀尔·弗格森、詹娜·彭伯顿、琳西·麦克唐纳、莎伦·劳森以及尼古拉·格雷。

　　最后要感谢埃萨，感谢她在我们生命中为我们带来的变化。

保密信息说明

　　本书包含一系列关于医学和不断变化之人体的故事。正如医生必须尊重他们得以接近病人身体之权利，他们也必须尊重病人在诉说故事时所付诸之信任。这一义务甚至早在 2500 年前就已得到承认：《希波克拉底誓言》中确凿地说："无论在行医过程中有何所见所闻，不应该对外公布的，切不可外泄。"我既是医生，也是作家，所以花费了大量时间思考"应该"一词的使用，考虑什么可以说，什么不能说，以免辜负病人对我的信任。

　　本书后续之思考均来自我的临床经历，但病人的信息已进行处理，无可分辨，如有任何雷同，纯属巧合。信息的保密性是我工作的一个基本部分，"保密"意味着"信任"——我们早晚都会是病人。我们都希望自己被聆听，同时，我们的隐私也能受到尊重。